스토리텔링
한약처방

스토리텔링 한약처방1

2025년 9월 1일 초판 1쇄

지 은 이 권승원
발 행 처 가온해미디어
편 집 가온해미디어
주 소 (10550) 경기도 고양시 덕양구 삼원로51
줌하이필드 4층
등록번호 제2015-000067호
팩 스 031.965.0709
전 화 031.969.0710

I S B N 979-11-88488-19-3 (93510)
가 격 50,000원

스토리텔링 한약처방

Storytelling as a way to **discover herbal prescriptions**

1

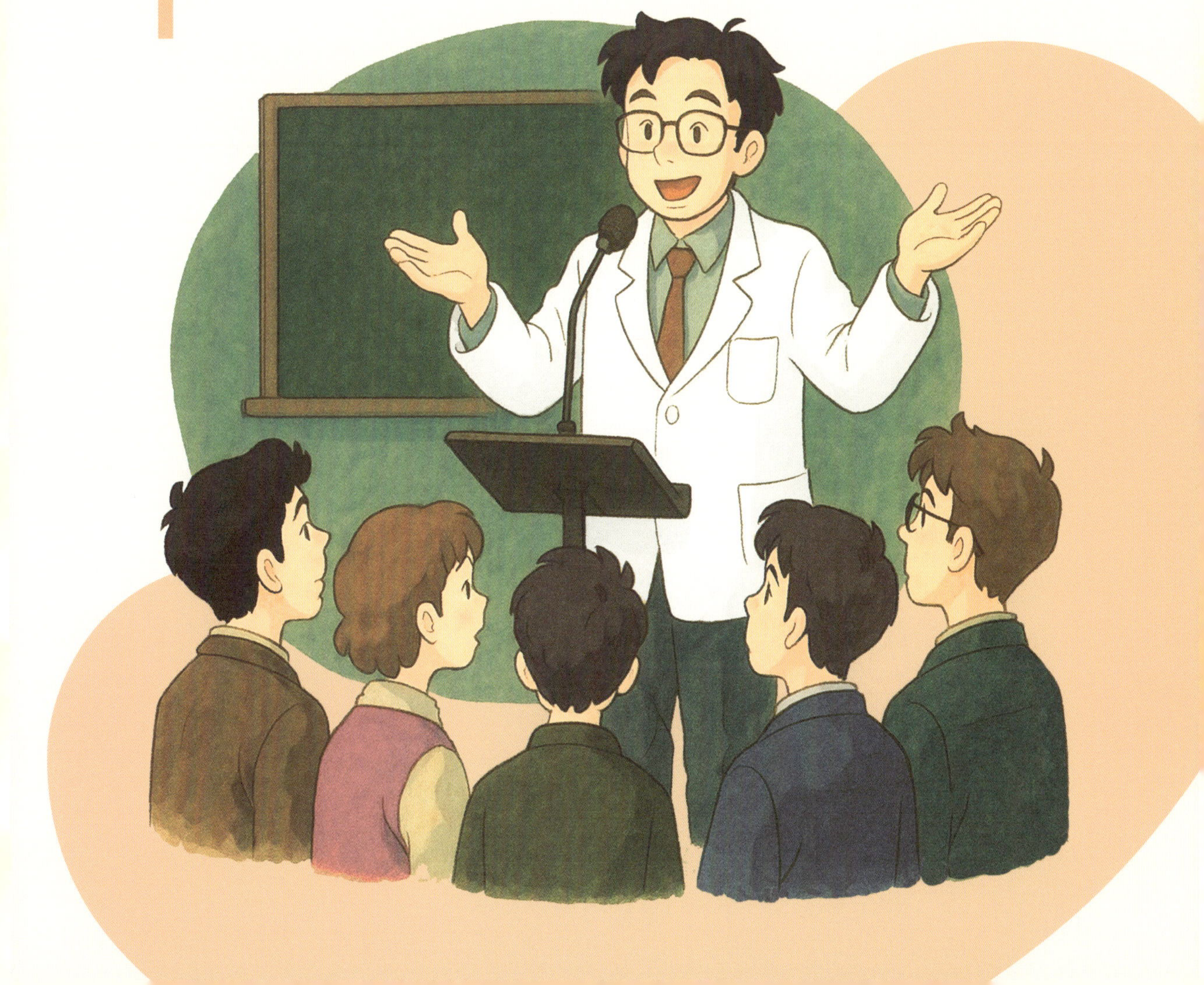

스토리텔링 한약처방의 문을 열며

"환자의 병을 이해하려면 증상이 아니라, 그 증상을 만들어낸 구조를 분석해야 한다."
— 클로드 베르나르 (Claude Bernard, Introduction à l'étude de la médecine expérimentale, 1865)

이 책을 집필한 목적은 한약처방이 단순한 치료 수단이 아니라, 오랜 시간 동안 축적되어 온 질환의 발병기전에 관한 과학적 논리와 그에 기반한 체계적인 구조를 가지고 있다는 점을 강조하기 위해서다. 현재 활용되는 한약처방의 구조와 방식은 단순한 약재 조합이 아니라, 수천 년에 걸쳐 인간이 질환으로 인한 불편감을 경험하고 투쟁하며 습득해 온 치료 패턴과 원칙을 담고 있기 때문이다.

하지만 현대 한의학 교육과 임상에서는 이러한 역사적 맥락과 처방의 발전 과정을 충분히 다루지 않는 경우가 많다. 이 때문에 많은 한의대생과 한의사들이 한약처방을 공부하면서 어려움을 겪고, 실제 임상에서도 그 작용방식에 확신을 갖지 못하는 경우가 적지 않다. 이에 대한 대안으로, 한약처방을 단순한 암기가 아니라, 그 속에 담긴 원리를 이해하고 활용할 수 있도록 돕는 학습법을 제안하고자 한다.

이 책을 통해 저자는 다음 세 가지를 강조하고 싶다.

첫째, 한약처방은 단순한 약재 조합이 아니라, 특정한 병태를 해결하기 위한 논리적 구조를 가지고 있는 하나의 질환병태 모델이다.

둘째, 이러한 처방 구조는 창제자의 의도에서 시작되었지만, 시대와 환경의 변화에 따라 지속적으로 확장되고 응용되어 왔다. 이러한 경향은 오랜 기간 사용된 처방일수록 명확하다. 예를 들어, 소시호탕은 처방 구조의 체계를 최초로 정립한 동아시아 의학의 정전인 상한잡병론(傷寒雜病論)에서 처음 등장하여 감염질환 치료에 주로 사용되었지만, 현대에는 스트레스성 신체화 증상 치료에도 널리 활용된다.

셋째, 한약처방은 현대의료현장에서도 서양의학적 치료와 연계하여 충분히 활용될 수 있다는 점을 강조하고 싶다. 고도의 치료 기술이 매일같이 발전하는 현대에도 한약처방의 구조와 역사성에 대한 이해에 기반하여 응용할 수 있다면, 이전보다 더욱 효과적이고 유의미한 치료 수단으로 활용할 수 있다.

오늘날 서양의학은 그야말로 정밀하고 체계적이다. 병의 원인을 직접 타격하고, 기능을 조절하며, 수치를 정확히 맞추는 데 있어 그 기술력은 누구도 부정할 수 없다. 그런데 임상 현장에서 자주 마주하는 장면이 있다. 수치도 안정됐고, 검사 결과도 나쁘지 않은데, 환자는 여전히 '좋지 않다'고 말하는 순간이다. 수술은 완벽했다고 하는데 환자는 아직도 '좋지 않다'고 말한다. 약제를 사용하여 해당 증상이 개선되었지만, 또 다른 증상이 생겨 병원가는 것이 일상화 되기도 한다. 바로 이 때, 한약처방은 요리의 가장 마지막 단계에 떨어뜨리는 '간장 한 방울'처럼 작동할 수 있다. 이미 완성도 높게 조리된 서양의학이라는 요리에, 마지막 풍미의 균형을 맞추는 한 방울의 간장처럼 말이다. 서양의학적 치료로 구조는 세워졌지만, 그 구조를 환자의 몸에 '맞게' 조율해주는 역할이 필요할 때, 그 섬세한 자리에 한약이 들어간다. 정면 돌파가 아닌 조율, 기계적 보정이 아닌 미세조정, 그리고 환자의 '느낌'까지 끌어올리는 마지막 터치. 단순한 보완이 아니라, 완성도를 극대화하는 전략적 개입이 바로 한약치료인 것이다. 다만, 시시각각 변화하는 현대의료의 흐름 속에 걸맞는 이와 같이 응용되기 위해서는 그 구조와 시대성, 역사성을 이해해야만 한다.

이 책을 통해 한약처방 학습을 희망하는 독자들이 한약처방을 보다 깊이 이해하고, 임상에서 더 유연하고 창의적으로 활용할 수 있기를 바란다. 특히, 단순한 처방구성 내역 암기가 아닌, 각 처방의 출전과 발전사를 이해함으로써 치료의 논리를 스스로 정립할 수 있고, 나아가 새로운 활용 가능성을 모색해 나가는 계기가 되었으면 한다. 이를 위해 본서는 한약처방의 기원과 발전 과정, 현대 임상에서의 적용 사례를 체계적으로 정리하여 제공한다.

또한, 한약처방의 역사적 맥락을 이해하면 환자와의 상담에서도 더 효과적인 소통이 가능해지길 기대한다. 환자에게 설명할 때, 단순히 효능만 나열하는 것이 아니라, 해당 처방이 어떻게 발전해왔고, 왜 그 환자에게 적절한지 이야기할 수 있다면, 신뢰도를 높이고 복약순응도를 향상시키는 데 도움이 될 것이다.

이 책이 나오기까지 많은 이들의 도움을 받았다. 먼저, 한약처방의 역사와 현대적 의미를 연구하며 다양한 시각을 공유해 준 동료 연구자들과 선배 한의사들에게 감사의 마음을 전한다. 국내 연구자뿐만 아니라 일본에서 한방의학을 전문으로 하고 있는 여러 임상가, 연구자들에게도 큰 빚을 졌다. 매년 참석하는 일본동양의학회에서 처방설명을 할 때마다 그 처방의 "기원"을 강조하고, 현대의료 현장 속에서의 활용을 궁리하며, 자신의 경험을 공유하려 애쓰던 일본의사들의 모습을 보면서 이 책의 컨셉을 얻었다 해도 과언이 아니다. 이러한 현장을 직접 체험할 수 있도록 길을 열어주셨으며, 학교에 계신 동안 진료와 연구의 방향을 잡아주셨던 사장(師匠) 조기호 교수님께 깊이 감사드린다.

또한, 한약처방에 대한 깊은 관심과 질문을 던져 준 우리 경희한의대 학생들 덕에 이 책의 방향성이 더욱 선명해질 수 있었다. 한약처방 학습법에 관해 수업, 실습 과정에서 던져주었던 학생들의 질문 하나하나가 이 책 집필의 또 다른 원동력이었다. 이 책 기획에서부터 출판의 전 과정을 아낌없이 지원해준 가온해미디어 전 직원에게도 감사의 인사를 드린다. 저자로서 욕심을 채우려다 보니 의욕이 앞선 경우도 적지 않았는데도 이 책이 세상에 나왔다. 모두 출판사의 배려 덕이다. 마지막으로 항상 가장 가까이에서 기다림, 응원과 지원을 아끼지 않는 내 아내와 아들에게 감사인사를 전한다.

끊임없이 학문을 발전시키고 새로운 가능성을 탐구하는 모든 한의사들에게 이 책이 작은 도움이 되기를 바라며, 앞으로도 지속적인 연구와 학습이 이어지기를 기대한다. 한약처방은 단순한 치료법이 아니라, 긴 역사를 가진 대서사시다. 이 책이 그 스토리를 탐색하고 활용하는 데 있어 작은 길잡이가 되기를 바란다.

2025년 봄 회기동 연구실에서
저자 **권 승 원**

Contents

01
보기제

02
이기제

02 이기제

그림

그림

표

표

칼럼

진료실 스케치

색인

들어가며

각각의 한약처방은 그 자체가 이미 이 시대 최고의 대서사시

말 그대로이다! 한의 임상에서 주로 활용되는 각 한약처방은 이미 이 시대 최고의 대서사시를 품고 있다.

처방을 기록한 최초의 서적인 "상한잡병론(傷寒雜病論)"이 중국의 후한 시대(25년~220년)에 쓰여진 것으로 알려져 있기 때문에 역사가 가장 긴 처방은 약 2000년 정도의 활용 역사를 가지고 있고, 비교적 가장 최근에 나온 의서로 각종 사상체질처방을 수록하고 있는 이제마의 "동의수세보원(東醫壽世保)"이 1894년에 출간되었기 때문에 한약처방은 역사가 매우 짧더라도 약 130년 정도의 역사를 가지고 있다.

우리가 흔히 알고 있는 약물(양약) 중에서 대서사시급 역사를 지닌 약물을 꼽아 본다면, 아세트아미노펜을 말할 수 있을 것이다. 1899년 독일에서 최초로 아세트아미노펜의 진통효과를 확인한 이래, 여러 개량을 거쳐 1953년 미국 필라델피아 맥네일 연구소에서 이 약제를 타이레놀이라는 상품명으로 상용화했다. 이후 점차 사용량이 증가하여 현재는 전 세계에서 가장 많이 활용되는 소염진통제가 되었다. 이렇게 아세트아미노펜 정도 되는 블록버스터급 약제가 120여년 정도의 역사를 가지고 있다. 이 외의 현대 상용약제는 그 작용기전의 명확성, 탄탄한 과학적 및 임상적 근거는 갖추고 있을지 몰라도 그 활용의 역사가 한약처방 보다 길지는 않다.

그렇다면 전 세계 모든 전통의학에서 활용되어 온 약제 또는 처방들 그 자체가 모두 대서사시를 쓰고 있을까? 결코 아니다. 오로지 고대 중국에서 기원하여 소위 한자 문화권이라 불리는 동북아시아 지역(중국, 한국, 일본)에서 대대로 활용되어 내려 온 한약처방 만이 최절정기를 달리고 있는 현대의학이 빛나는 바로 지금 이 순간에도 그 대서사시를 이어가고 있다. 중국 중의학 중약처방의 방대한 활용량은 따로 이야기할 필요도 없고, 한국과 일본은 유사한 건강보험제도를 통해 전통 약재를 활용한 처방을 지원하는 유일한 국가들이다. 혹자들은 동북아시아인들의 자기 문화와 역사에 대한 애착이 지나쳐 일어난 현상일 것이라며 평가절하하지만, 현재의 동북아시아 국가들에서 의학 외 다른 전통문화의 활용도를 고려해보면, 이는 단순한 전통문화에 대한 애착에서 비롯된 현상은 아님이 분명하다.

나는 동북아시아 전통의학의 처방 만이 지니고 있는 특징을 "구조"라고 생각한다. 단순한 약재의 나열이 아닌 소위 일정 "구조식"을 통해 약재의 조합으로 쌓아 올린 그 처방구성방식 덕분에 타 지역의 전통의학과 달리 지금까지도 살아 숨쉬고 있는 것이다. 'A라는 약재를 B와 같은 상태에 사용한다'와 같은 처방방식은 전 세계 어디든 존재했지만, 'A, B, C, D라는 약재로 조합된 E라는 처방을 F, G, H, I, J와 같은 증후를 보이는 K라는 병태에 사용한다'와 같은 사고방식은 동북아시아 전통의학을 제외하고는 없었기 때문이다. 이는 동북아시아 전통의학에서만 사유되었던 처방활용의 원리인 것이다. 이에 대해 '그냥 단순히 여러 약재를 함께 쓴 것 아니야? 그게 이런 차이를 만든다고?'라며 반문할 수도 있겠다. 하지만, 이러한 처방구성 방식의 차이는 꽤 큰 차이를 만들었다.

동북아시아 전통의학에서 약 1000년 이상 사용되어 온 처방들의 활용 범주를 살펴보면, 약 1000년 전 그 처방을 처음 수록한 서적에서 의도했던 처방의 활용목표와 지금 활용되고 있는 처방의 활용범위에 큰 차이가 있는 경우가 매우 많다. 이는 활용범위가 아예 변하는 것이 아니라 창제자의 의도에 해당하는 첫 활용의 범주에서, 이후 여러 의가들의 손을 거치며 앞서 언급한 처방의 구성방식에 대한 해석이 다양해지고, 그 다양해진 처방 조합의 해석을 눈 앞에 존재하는 환자들의 다양한 병태에 적용해가며 그 활용범위가 넓어진 것이다.

아주 유명한 처방인 소시호탕(小柴胡湯)을 예로 들어보자. 소시호탕은 앞서 언급했던 "상한잡병론(傷寒雜病論)"에 처음 등장한 처방으로 "상한잡병론" 한 권에만 총 20회 정도나 그 활용방안이 언급된 당대의 최고 베스트셀러였다. 창제 당시에는 호흡기계, 간담도계, 위장관계에 발생한 각종 아급성 염증상황에 사용할 수 있는 치료처방으로 제안되었는데, 그 처방은 다음과 같은 구조를 가진다.

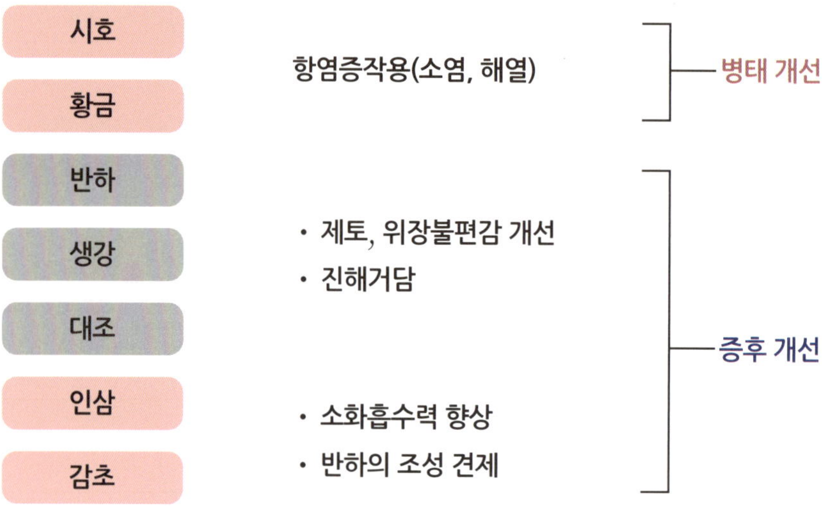

그림 1 소시호탕 창제자가 생각했던 처방의 구조

소시호탕은 "각종 아급성 염증상황"에 활용할 수 있는 처방으로 창제된 것인데, 그림 1처럼 그 구조를 분석해보면, 염증상황이라는 "병태"에 작용하는 약재 조합과 그 염증의 위치에 따라 발생하는 각종 "증후", 예를 들면 호흡기계 염증에 나타나는 기침이나 가래, 위장관계 염증에 나타나는 구역, 구토, 설사, 그리고 간담도계 염증에 나타날 수 있는 황달 등에 작용하게 되는 약재 조합으로 구성된다.

병태에 대한 조합은 바로 "시호-황금" 조합이다. "시호-황금" 조합은 항염증작용을 가진다. "반하-생강"은 가래에 대한 거담작용, 구역이나 구토에 대한 진구토작용을 가진다. "인삼-감초" 조합은 염증상태 장기화와 항염증작용을 가진 약재조합 투약에 따른 소화기능 쇠약을 보완하기 위한 조합으로 우리가 세균이나 바이러스감염 시 양방의원에 방문하여 처방을 받았을 때, 항상 볼 수 있는 소화제나 프로톤펌프억제제와 비슷한 역할을 하고 있다. 이렇듯 소시호탕은 아급성 염증상황에서 염증이라는 병태 자체의 억제와 염증 병태로 인해 발생하게 된 증상 개선을 도모하기 위해 만들어진 처방이었다.

column

한약처방과 양약은 다를 것이 없다? 아니면 무엇이 다를까?

우리는 흔히 한약과 양약은 그 "구성원리가 아예 다르다"고 생각한다. 하지만, 상황에 따라 그 구성원리가 완벽히 일치하기도 한다.

본문에서 언급한 소시호탕은 출전인 "상한잡병론(傷寒雜病論)"에 등장할 당시, 아급성 호흡기계 감염증 또는 소화기계 감염증에 활용하도록 제안되었다. "시호-황금" 조합은 항염증작용을, "반하-생강" 조합은 거담작용(호흡기계), 진구토작용(소화기계)을 가지며, "인삼-감초" 조합은 위장관기능 보존 및 개선을 목표로 한다. 곧, 호흡기계 감염증이 발생하여 3~4일 이상 열이 나고, 기침과 가래가 끓고 있는 상황에 적용하기 딱 적합하겠다.

그런데 이 구성내역… 뭔가 양약의 조합과 비슷하지 않나? 어디서 많이 본 것 같지 않은가?

위에서 언급한 상황에 내과의원에 방문했다고 가정해보자. 의사는 진찰 후, 항염증효과를 내기 위해 비스테로이드성소염진통제(이부프로펜 같은 약제) 또는 세균감염이 의심될 시 항생제를 처방할 것이다. 여기에 염증으로 인해 발생한 기침과 가래에 대응하기 위해 진해제, 거담제를 하나씩 처방하겠다. 동시에 빠지지 않고 처방되는 것이 소화제나 프로톤펌프억제제 그리고 항생제를 처방했다면 설사 발생을 예방하기 위해 유산균을 처방할 수도 있다. 이렇게 보면 사실 소시호탕의 구조는 현대의 내과에서 호흡기계 감염증에 처방하는 양약의 구성내역과 정확히 일치한다.

그렇다면, "한약처방과 양약의 구성원리가 아예 같은가?"라는 생각이 든다. 아니, 절대 아니다. 방금 살펴 본 내과의원의 처방을 "과도한 스트레스로 인해 식욕저하, 소화불량, 설사를 겪고 있는 환자"에게 사용할 수 있을까? 당연히 아니다. 하지만, 소시호탕은 가능하다. 창제 이래 다양한 임상경험을 거치면서 소시호탕의 처방 구조 분석을 조금 다른 각도에서 하게 되면 "항스트레스작용(시호) + 소화기능 개선작용(인삼-반하-감초-생강)"을 가진 처방으로 볼 수도 있기 때문이다. 그리고 실제로 효과도 낸다. 다만, 이 경우 역시도 정신건강의학과에서는 항스트레스작용을 내기 위해 항우울제나 항불안제, 소화기능개선 작용을 내기 위해 각종 소화제, 정장제 등의 조합을 만들어 처방하게 될텐데, 이렇게 되면 이 상황에서의 양약조합과 소시호탕의 구조가 꽤나 유사해 보인다.

결국, 한약처방은 "다중목표(multitarget)"라는 특징이 있기 때문에 상황이 바뀌면 완전히 다른 약제를 활용하여 한약처방과 비슷한 구조를 조합해 가는 양약과 달리, 하나의 처방 그 자체로도 다양한 상황에 적용할 수 있는 것이 한약처방과 양약의 가장 큰 차이점이라 할 수 있겠다.

하지만, 시대를 거듭하며 약재 하나하나의 효과에 대한 정보도 늘었고, 그에 기반한 처방 구조에 대한 새로운 분석이 더해지며 소시호탕은 각종 신경증적 상태에도 활용할 수 있는 처방으로 그 활용의 폭이 넓어져 갔다.

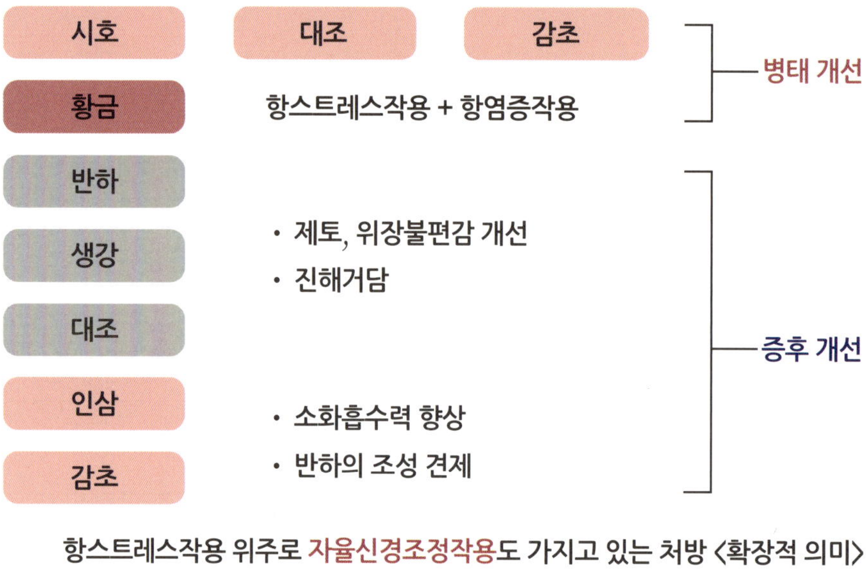
시호
대조
감초
황금
항스트레스작용 + 항염증작용
병태 개선
반하
생강
대조
인삼
감초
· 제토, 위장불편감 개선
· 진해거담
· 소화흡수력 향상
· 반하의 조성 견제
증후 개선
항스트레스작용 위주로 자율신경조정작용도 가지고 있는 처방 〈확장적 의미〉

그림 2 심신증에 사용할 수 있는 새로운 소시호탕 처방의 구조

그 근거는 그림 2와 같은 처방구조 분석에 기인한다. "시호"는 항스트레스작용을 가지고 있는데, 이 효과에 주목하면서 소시호탕은 스트레스로 인해 발생한 각종 신체화 증후에 활용이 가능한 처방으로 탈바꿈하게 된 것이다. 현대 한의임상 현장에서는 이 소시호탕을 아급성기 염증상태 보다는 스트레스로 인한 각종 신체화 증후에 더욱 많이 활용하고 있다.

2000여년에 걸쳐 소시호탕이 꾸준히 사용되어 온 것은 창제 당시의 적응증에 머무르지 않고, 또 다른 활용 적응증이 발견되었기 때문일 것이다. 이런 발전의 역사는 마치 새롭게 개발된 신약이 특허 적응증이 만료될 즈음이 되면, 새로운 적응증을 받아 또 다른 특허를 통해 그 가치를 이어가는 것과 매우 유사해 보인다. 다만, 중요한 것은 한약처방의 경우 그 적응증 확대의 원동력이 처방구조의 새로운 해석에 있었다는 것이며, 그 새로운 해석이 있을 수 있던 근본적인 이유는 애초에 갖추어져 있던 각 처방 별 구조라 할 수 있겠다.

잠시 이야기가 곁다리로 샜는데, 다시 본론으로 돌아가자. 한약처방 활용범위 확대의 과정은 몇 가지 의의가 있다.

먼저, 안전성을 담보한다. 1000년 이상 각 처방의 창제자는 물론이요, 이후 새로운 적응증을 제시한 의학자, 그리고 창제자나 타 의학자들의 전문가 의견을 보고 해당 처방을 활용해 온 일반 의사들의 활용까지 수없이 많은 활용을 거치면서도 눈에 띄게 위험한 부작용 사례가 확인되지 않았기 때문에 현재까지도 널리 활용되고 있다. 이보다 더 큰 코호트를 찾자면, 아마 불가능할 것이다.

다음은 유효성이다. 안전성과 비슷한 담론인데, 일차적으로는 창제자의 의도대로 처방이 유효했기 때문에 창제자의 서적에 기록되었고, 이후 후대 의학자들은 이 처방을 활용할 계획을 세웠던 것이다. 또한, 그 처방의 창제 의도에 해당하는 적응증은 수없이 많은 의사들의 손을 거치며 그 유효성이 재확인되어 그 다음 시대 서적의 기록에 남았고, 이후에는 새로운 해석을 통해 적응증이 확대되는 과정을 거친 것이다. 이 기간이 길게는 2000년 짧게는 100년인 것이다.

사실 이 과정은 신약도 다르지 않다. 새로운 신약 후보물질이 발굴되면, 임상시험을 통해 유효성과 안전성을 평가받는다. 이를 통과하면, 비로소 특정 질환을 겪고 있는 환자에게 사용할 수 있다는 적응증을 규제당국으로부터 부여 받게 되며, 해당 적응증에 사용되기 시작한다. 이후는 어떨까? 이후는 크게 2개의 길이다. 지속적으로 널리 활용되면서 임상시험에서 확인했던 대로 안전성과 관련된 근거가 더욱 견고해지며, 더욱 널리 활용된다. 이 뿐 아니다. 그 이후에는 다음의 과정을 통해 활용범위가 더욱 넓어져 간다. 처음 허가된 범위 뿐 아니라 시간이 지나면서 그 범위를 벗어난 소위 오프라벨 처방이 진행되게 된다. 오프라벨 처방에서 좋은 결과가 나오면, 이후 추가 연구를 통해 정식 적응증으로 등재되기도 한다.

반대로 정반대의 길을 가는 약제도 있다. 부여 받은 적응증 내에서 널리 활용되던 중 임상시험에서는 확인하지 못했던, 예기치 못한 중대한 부작용이 발견되며 퇴출의 길을 맞이하기도 한다. 그동안 '게임체인저'라며 등장했던 수 많은 약제가 순식간에 우리 앞에서 사라졌던 역사가 이를 증명한다.

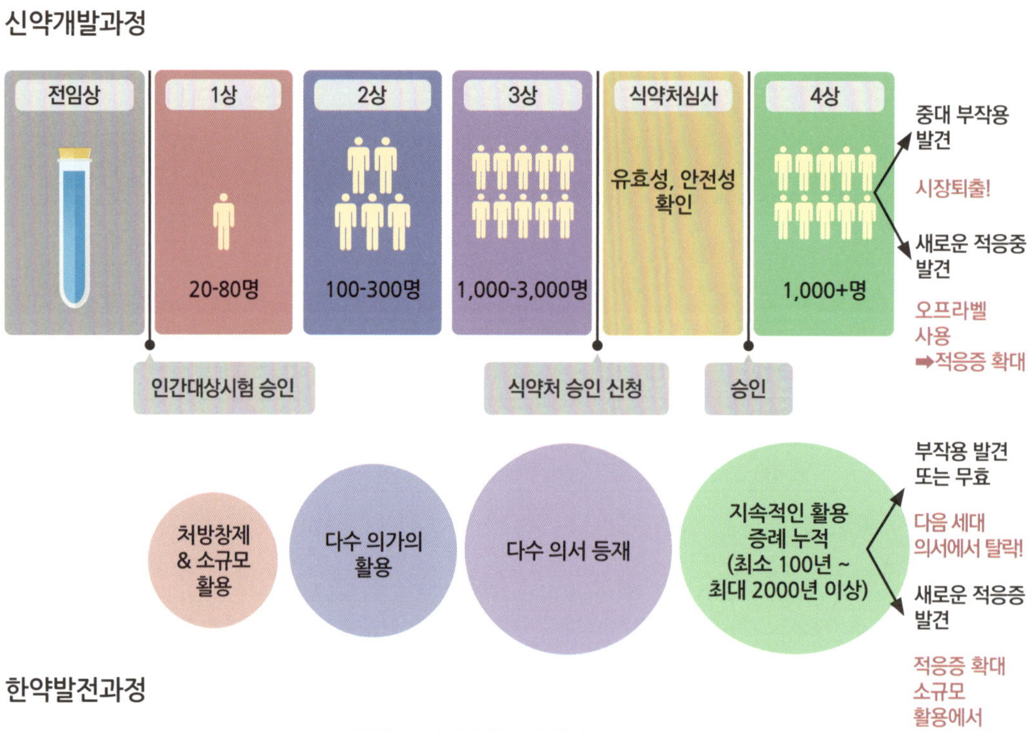

그림 3 신약과 한약의 발전과정 비교

이러한 과정이 한약처방의 발전사에서 확인했던 유효성과 안전성의 확보 과정과 동일하다. '임상시험'이라는 과정이 빠졌을 뿐, 오랜 기간 처방이 활용되며 그 유효성과 안전성에 대한 검증을 지속해간 것이다. 신약 효과 검증의 골드 스탠다드로 여겨지는 "무작위대조시험"은 1948년 영국 의학연구위원회(British Medical Research Council, MRC)가 결핵 치료를 위한 스트렙토마이신(streptomycin)의 효과를 평가하기 위해 최초로 시행되었다. 혹자들은 이 새로운 방식에 맞춰 2000년 이상의 활용 역사를 지닌 한약처방도 모두 재평가한 뒤 사용해야 한다고 주장하나, 앞서 언급했던 아세트아미노펜 조차도 이러한 임상시험의 과정을 거쳐 활용되기 시작한 것이 아니다. 이와 같이 이미 2000년이라는 시간동안 자체적으로 그 검증의 과정을 거쳐온 한약처방 역시도 그 과정을 일단은 받아들여야만 할 것이다. 이러한 과정을 인정하기에 대한민국 식약처에서도 기존 10종 의서에 나온 적응증이라면 해당 한약처방을 제제약으로 제조할 때, 그 허가를 임상시험 없이 인정하고 있는 것이다.

column

그렇다면 한약제제에는 임상시험이 필요 없는 것일까?

2017년 세계제일의 학술지로 불리는 네이처(Nature) 편집부에서 '기성 의학서적에 등장하여 현재까지 사용되어 온 중약처방의 중성약 개발 시 임상시험 면제'라는 중국의 중의약법 개정에 대해 우려 섞인 논설을 실었다.

이 논설은 당시 국내에서도 큰 화제가 되었다. 덧붙여 국내의 한약관련 임상시험 규정에 대해서도 많은 이야기가 오갔다. 예상하겠지만, 한국도 중국 못지않게 불합리한, 그리고 국민을 위험에 빠뜨릴 수 있는 제도를 가지고 있다는 취지의 아래와 같은 비판이었다.

"한국에서도 중국처럼 한약제제는 기성의학서적(10종 의학서적)에 기록되어 있다면 임상시험 없이 모두 개발 가능하다. 이게 말이 되는가?"
(*10종 의학서적: 방약합편·동의보감·약집성방·광제비급·제중신편·동의수세보원·의학입문·경악전서·수세보원·본초강목)

하지만 이 주장은 정확히 말하면 반은 맞고 반은 틀렸다.

제대로 된 이해를 위해선 우선 적응증이라는 개념이 필요하다. 식약처에서 인정한 모든 약에는 소위 '적응증'이라는 것이 있다. 바로 이 적응증을 받기 위해 임상시험을 하는 것이다. 예를 들어보자. 현재 시판되고 있는 한약제제 중 '가미귀비탕'이 있다.

가미귀비탕의 적응증은 다음과 같다.
"허약 체질로 혈색이 좋지 못한 사람의 다음과 같은 증상 : 빈혈, 불면증, 정신불안, 신경과민"

이 적응증은 식약처에서 인정한 것이다. 임상시험 없이 말이다. 왜일까? 기성의학서적 10종 의학서에 등장하며, 타국가(이 처방의 경우 '일본')에서도 이미 인정한 적응증이기 때문이다. 그리고 현대에 이르기까지 한의사들의 손에 위 적응증에 맞게 사용되어 왔기 때문이다. 현재도 그렇게 사용되고 있다.

그런데, 한 연구자가 이런 생각을 해본다.
"내가 임상진료를 해보니, 가미귀비탕은 체력저하에도 좋은 것 같은데? 이 제제에 체력저하를 적응증으로 추가 해야겠어!"

그럼 이 처방의 제제는 기성의학서적에 나온 처방이니 바로 체력저하라는 적응증을 받을 수 있을까?

아니다.

체력저하라는 적응증을 추가하고 싶다면, 현재의 신약개발과정과 동일한 과정을 거쳐 임상시험을 해야 하고, 체력저하에 대한 효과를 인정을 받아야만, 적응증에 체력저하가 추가된다. 그리고 이를 위한 임상시험을 시작하기 위해서는 식약처에 해당 적응증 관련 임상시험 허가를 받아야 하는 것도 마찬가지이다.

사실 기성한약처방의 한약제제화 과정을 신약개발로 오인하기 때문에 기성서적에 있으면 만사형통이냐는 요상한 질문이 나오는 것이다. 기성의학서적에 나온 처방을 인정하는 이유는 단순히 기록이 있기 때문이 아니다. 가장 보편적인 의학서적에 실려 있고, 이를 근거로 과거부터 현재까지 사용되어 오고 있는 처방들 중 기존의 탕약이 아닌 제형의 변화 (엑스화, 표준화)를 거치는 과정에 있을 때, 원래 사용되던 처방의 형태를 표준화하는 과정에서 임상시험을 면제한다는 것이다.

왜? 새로운 약이 아니기 때문이다.
이미 탕약으로도 많은 사람들이 복용하고, 복용해 온 처방이기 때문이다.
새로운 약이었다면 당연한 비판이지만, 그렇지 않다. 수은과 같은 약재를 표준화해서 쓰겠다고 했다면 당연한 비판이지만, 지금 그런 약을 제제화 하여 사용하겠다는 것이 아니지 않은가?

모 한방병원에서 개발한 폐암 항암제제 한약제제의 2상시험이 기사화된 적 있다. 이 제제도 한약제제, 한약이다. 기존 의학서적에서 힌트를 얻었다고 하지만, 새로운 구성의 조합이었다. 알아보니 그 새로운 폐암 항암제제는 기초실험부터 1상을 거쳐 2상 임상시험에 들어갔다고 한다. 이렇듯 새로운 한약제제 개발은 신약과 동일하게 진행된다.

본서에서는 이러한 관점에서 '스토리텔링 한약처방 공부법'을 제안한다. 절대 어렵지 않다. 그냥 있는 그대로 한약처방 발전의 역사를 되짚어보고 현대의료 현장에서의 그 활용의 묘를 찾아보자는 것이다. 이 방식대로라면 한의과대학 예과 1학년 입학 당시 원전의사학 시간에서 느꼈던 뭔가 알 수 없는 느낌의 그 "벽"이 걷어지고, 그 내용들이 이후 학습했던 임상 한의학과 자연스럽게 연결됨을 느낄 수 있을 것이다.

스토리텔링 한약처방 공부법을 제안하며

스토리텔링 한약처방 공부법은 한약처방의 역사적 시발점과 그 발전과정을 살펴보고, 그 과정을 통해 한약처방의 구조를 읽어내는 힘을 길러내며, 그 발전과정이 녹아 들어 완성된 현대의료의 틈바구니 속 한약처방의 역할을 확인하는 과정으로 구성된다. 이 과정을 통해 해당 한약처방의 또 다른 새로운 적응증을 발굴해 나갈 힘을 기르는 것은 본 학습법의 최종 목표가 되겠다.

최근 우리 한의계를 보면 워낙 근거(evidence)가 강조되다 보니, 여러 강연회나 학술대회 현장에서 한 처방을 설명할 때 그 처방이 어디에서 기원했는지는 생략한 채, 그 처방이 어떤 임상적 근거를 가지고 있는지에 대해서만 열을 올려 언급하는 경향을 보곤 한다.

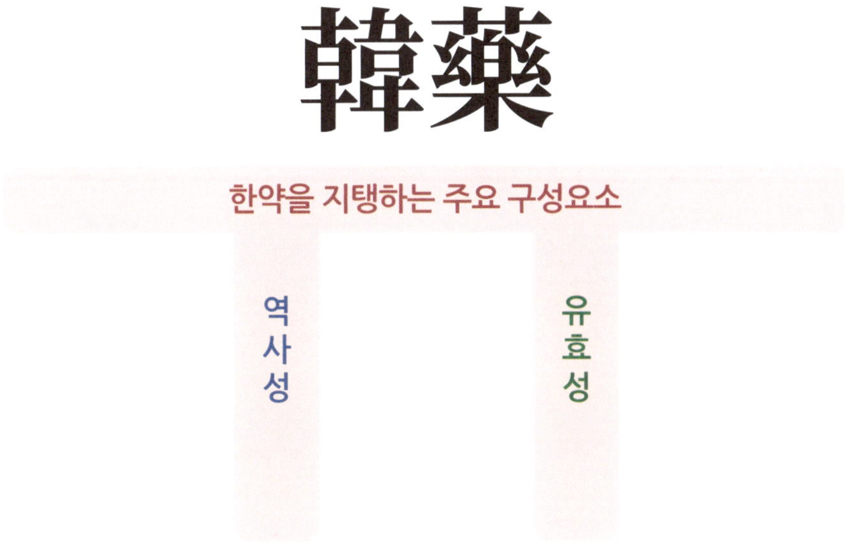

그림 4 한약처방의 핵심: 역사성, 효과성

하지만 앞서 칼럼(**그렇다면 한약제제에는 임상시험이 필요 없는 것일까?**[**23페이지**])에서 언급한 것처럼 한약제제 허가가 신약에 비해 수월한 이유는 그 처방 자체가 지니고 있는 역사성에 담보를 두고 있는 것이기 때문에 특정 처방이 어떤 출전을 가지고 있는지 그리고 그 출전이 무엇이고 어떤 내용이었는지를 이야기할 수 없다면 아무리 처방공부를 많이 하더라도 그 처방을 눈 앞의 환자에게 추천하고, 그 추천을 환자가 납득하기가 쉽지 않을 것이다. 한약처방의 강점은 바로 그 "역사성"에 있는데, 최대 강점은 쏙 빼놓고 나머지만 이야기하기 때문이다.

하지만 "역사성" 만으로는 환자를, 그리고 처방하는 의사 자신을 설득할 수 없다. 한약처방의 또 다른 핵심은 "효과성"이기 때문이다. 최근 우리가 강조하는 근거는 바로 이 효과를 보장해주는 것이다. 근거라고 하니, 무작위대조시험(randomized controlled trial, RCT) 만을 떠올리는 사람들도 있을 것 같다. 하지만, 이는 근거를 잘못 이해한 것이다. 혹자들은, 특히 한약처방에 대해 부정적 인식을 가진 자들은, 한약처방에 대해 "근거가 있니? 근거가 없잖아"라고 이야기하곤 한다. 그런데, 근거는 유무의 문제가 아니다. 근거는 "충분하냐? 충분하지 않냐?"의 문제일 뿐이다.

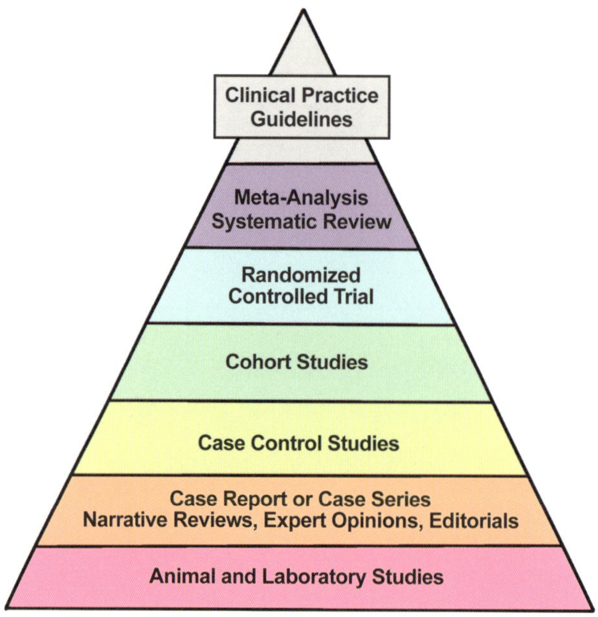

그림 5 근거기반의학의 근거서열(hierarchy of evidence)

근거기반의학(Evidence based Medicine, EBM)을 이야기할 때 항상 등장하는 근거서열(hierarchy of evidence)이라는 것이 있다. 그 밑단을 보면 "전문가의견과 증례보고(Expert Opinions and Case Report)"가 있다. 가장 꼭대기에는 "진료지침(Clinical

Practice Guidelines)"이 있다. EBM을 잘못 이해하고 있는 사람들은 흔히 "진료지침"은 만능! "전문가의견과 증례보고"는 '세상 몹쓸 것!'이라고 한다. 그렇다 보니 사실 매우 소중한 "증례보고"를 했음에도 "그게 무슨 근거야. 근거가 없네. RCT 없지?"라는 말을 하는 것이다. 근거서열 그림을 잘 한 번 보자. 가장 밑기둥을 형성하고 있는 "증례보고"는 그 면적이 넓다. 그만큼 숫자가 많다. 숫자가 많다는 것은 임상현장에서 만날 수 있는 각각의 상황이 하나하나 마련되어 있다는 뜻이다. 반대로 "진료지침"은 그 면적이 매우 좁다. 그만큼 커버하는 스펙트럼이 좁다.

고혈압을 예로 들어보자. 고혈압에 대한 치료 증례보고들을 이것저것 수집해서 보다 보면, 각 증례보고는 모두 다른 상황을 언급하고 있을 것이다. 그 증례들 중에는 내 눈 앞에 있는 환자와 매우 유사한 환자가 있을 수도 있다. 이 때 이 증례보고는 현실 속 실제 임상에 매우 도움이 되는 근거가 된다. 다만, 한 두번의 경험일 뿐이므로 그 신뢰도, 재현가능성은 높지 않을 수도 있는 것이다. 반면, 진료지침은 매우 수준 높은 근거의 집대성이므로 그 근거의 신뢰도가 높고, 진료지침에서 제안하고 있는 기준과 정확히 일치하기만 한다면 재현될 가능성도 매우 높다. 그런데 그 기준에 일치할 상황이 많을까? 아니다. 고혈압을 가진 환자는 이상지질혈증이나 당뇨병도 함께 가지고 있을 가능성이 높은데, 진료지침은 순수하게 고혈압 만을 가진 대상자를 모집한 임상연구결과를 종합한 결과이므로 타 질환이 병존하고 있는 상황을 가정하지 못한다. 따라서, 현실 적용도는 떨어질 수 있다. 한 번쯤 진료지침을 본 사람들은 이런 이야기를 하고는 한다. "뭐 이렇게 뻔한 이야기를?" 당연한 반응이다. 모두 교과서에 실린, 그러니까 이제 당연시 된 이야기가 적혀 있기 때문이다. 전문 의료인에게 교과서 속 내용은 당연한 일이므로 평상 진료 시 매번 활용되는 정보임은 분명하나, 뭔가 잘 해결이 되지 않는 경우에는 이런 매우 당연한 정보가 큰 역할을 하지 못하는 경우가 있다. 예외적 사례이기 때문이다. 오히려 한 두 증례를 정리한 증례보고가 도움이 되기도 한다.

이처럼 근거서열에 등장하는 모든 컨텐츠는 근거이다. 다만, 근거서열 윗 층에 있는 근거가 있을 때, 근거의 질이 높다고 보면서 근거가 충분하다고 하고, 밑 층의 근거만 있을 때 근거의 질이 낮다고 평가하며 근거가 아직 충분하지 않다고 한다. 따라서 근거가 없는 치료법은 없다. 충분하냐 아니냐의 차이일 뿐이다. 이 점을 꼭 유념하자.

이런 관점에서 본 공부법에서는 전문가의견부터 진료지침까지 이 모두를 섭렵하고자 한다. 대신, 각 근거의 신뢰도, 재현성의 문제는 독자가 각 근거의 형태별 특성을 고려하여 판단해야 할 것이다. 이를 통해 스토리텔링 공부법은 지금까지 언급한 한약처방의 핵심인 "역사성"과 "효과성"을 모두 잡고자 한다.

이 과정을 "수파리(守破離)"라는 말로 요약할 수 있다. "수파리"는 한 명의 전문가가 탄생하는 과정을 설명하는 용어로 자주 인용되는데, 무술 연마 시 자주 인용되며 원래는 불교에서 유래했다. '수(守)'는 앞서 이 분야에 정통한 훌륭한 스승에게 가르침을 받아 철저히 그것을 지켜 나가는 것을 연마하는 단계이다. 소위 '믿고 따라와!'의 단계가 되겠다. '파(破)'에 이르면, 그동안 철저히 받아들이기만 했던 스승의 가르침과 이론을 벗어나 새로운 시도를 해본다. 독립을 꿈꾸기 시작하는 것이다. 스승의 가르침 속에서 한계를 느끼기 시작하는 시점이기도 하다. '리(離)'는 전문가가 되는 최종단계로 지금까지의 수련과정을 통해 쌓아 온 자신만의 노하우를 정리하여 기존의 가르침이나 이론을 뛰어넘는, 꼭 뛰어넘지 않더라도 새로운 관점을 제시하는 길을 열어 가는 것이다. 스승이 제시한 방식에서 느꼈던 한계를 나만의 방식으로 극복하는 것이다.

본서는 각각의 한약처방이 보유하고 있는 이 "수파리"의 역사를 요약하여 소개할 것이다. 이 내용은 사실 그대로 이 책을 읽는 독자들에게 다시 "수"로 작용하게 될 것이다. 그 과정을 잘 살펴보다보면 이후의 "파"와 "리"의 역사는 독자 여러분들 각자가 채워 나갈 것으로 믿는다. 역사는 반복된다고 하니 이전의 "파"와 "리"의 역사가 새로운 "파"와 "리"의 가이드 역할을 할 것이다.

스토리텔링 한약처방 공부법

드디어 스토리텔링 한약처방 공부법을 독자분들에게 소개한다. 한약처방은 다음 순서로 공부 하는 것이 좋겠다.

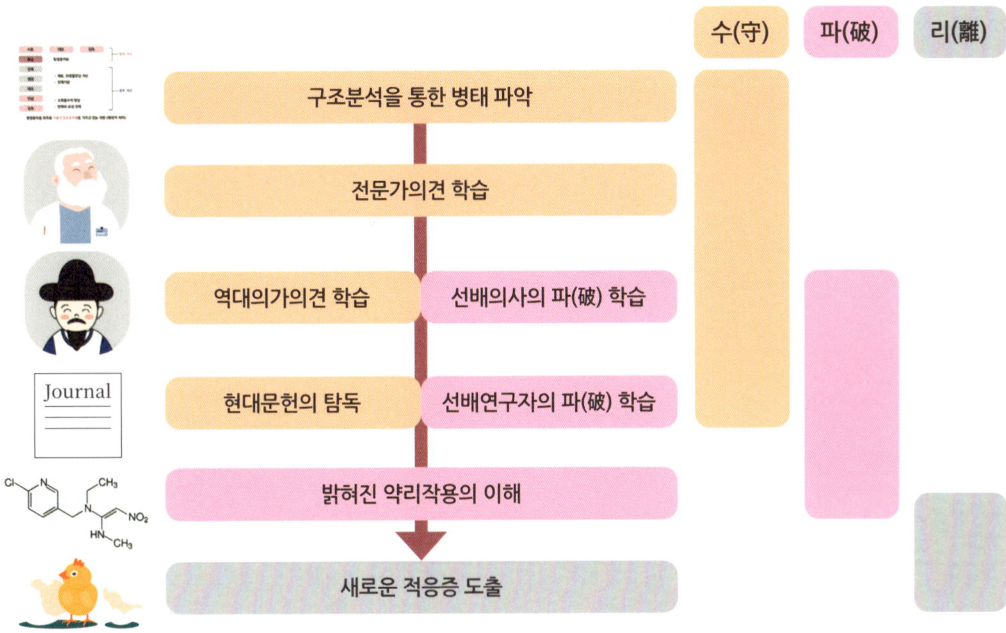

그림 6 스토리텔링 한약처방 공부법 플로차트

첫째, 각 처방의 구성 약재, 그리고 그 약재들이 만들어내고 있는 주요 조합을 통해 해당 처방이 치료하고자 하는 "병태"를 파악한다(**구조분석을 통한 병태 파악-"수(守)"**). 이때, 처방의 출전에 기록된 주치증은 창제자의 주요 의도를 파악하는데 도움을 주며, 이를 토대로 기본 치료의 목표에 해당하는 병태를 파악할 수 있다. 이 단계에서는 한의과대학에서 사용하고 있는 "방제학(처방제형학)" 교과서의 내용을 학습하듯 공부하면 된다.

둘째, 원전 또는 임상경험에 근거한 전문가 의견 흔히 이것을 구결이라고 하는데 그 내용을 통해 처방에 대한 이해를 높인다(**전문가의견 학습-"수(守)"**). 넓은 세상을 보기 위해 거인의 어깨에 올라타는 단계이다. 한중일 각 국가의 근현대 유명 전문가의 처방해설책이 이 단계에서 도움이 된다. 소위 앞서 학습한 전문가들의 임상 팁(tip)을 하나하나 학습하는 단계이다. 필자는 주로 한국과 일본의 자료를 위주로 공부해왔다. 그 경험에 근거하여 필자가 추천하는 전문가와 그 서적을 표 1에 정리했다. 표 1에 정리된 것 이외에 최근에는 유명 중의학 전문가들의 서적도 국내에 번역 출간되고 있는데, 그 서적들도 도움이 될 것이라 생각한다.

표 1 필자 추천 한일 각 국가별 대표 근현대 한약처방 전문가와 대표서적

국가	전문가명	대표서적
한국	김영훈 (1882~1974)	**(김영훈 제자의 서적)** 청감의감(이종형 편)
	배원식 (1914~2006)	한방임상보감
	맹화섭 (1915~2002)	방약지침강좌
	신재용 (1946~)	방약합편 해설
일본	오츠카 케이세츠 (1900~1980)	한방진료 30년 임상응용 상한론해설 증후에 의한 한방치료의 실제
	야카즈 도메이 (1905~2002)	임상응용 한방처방해설
	야마모토 이와오 (1924~2001)	**(야마모토 이와오 제자들의 서적)** 한방치료 44철칙 (반도쇼조 저) 질환별 한방치료의 실제 (반도쇼조 저) 한방 123처방 임상해설 (후쿠토미 토시아키 저)

셋째, 한 처방에 대한 역대 의가들의 언급을 살펴본다. 출전문헌 이후, 해당 처방을 활용해보고 그 경험에 근거하여 작성한 역대 의가들의 언급을 하나하나 학습한다. 이 때 의사학 시간에 배운 각종 학파별 의서들에서 현재 학습하고자 하는 처방을 찾아 검색한다. 한 때, 특정 학파에 매몰되어 학습하는 것이 유행했으나(나는 경악파, 쟤는 단계파), 편식이 건강에 좋은가? 전문가가 되기 위한 길에도 하등 도움이 되지 않는다. 장경악은 어떻게 평가했는지, 주단계는 어떤 말을 하는지 모두 알아보는 것이 좋겠다. 옛날 같으면, 내 머릿속에 들어 있지 않는 한 각 서적에서 특정 처방의 내용 만을 발췌하여 보는 일은 상상할 수도 없었

겠지만 이제 손쉽게 가능하다. 중국의 사이트를 활용하면 된다. 검색에 유용한 사이트를 정리해보았다(표 2 참조). 이 웹사이트에서 처방을 간체자로 검색하면 각 서적별 처방의 내용을 찾을 수 있다. 주의할 점은 원 출전서적이 출간된 시대 이후의 서적만 검색해야 한다는 것이다. 주의하자! (**역대의가의 의견학습-"수(守), 선배의사의 파(破) 엿보기"**)

표 2 역대 의가들의 언급을 찾아보기 적합한 웹사이트

사이트명	URL
中医世家	https://www.zysj.com.cn
中醫笈成	https://jicheng.tw/tcm/
한의학고전DB	https://mediclassics.kr/

넷째, 현대의 문헌을 통해 학습한다(**현대문헌의 탐독-"수(守), 선배연구자의 파(破) 엿보기"**). 누구나 근거라 부르는 그 문헌을 살펴보는 것이다. 다만, 연구디자인별로 주목할 포인트가 다르다. 무작위대조임상시험이나 체계적문헌고찰, 임상진료지침을 확인할 때는 대상질환과 구체적 증후에 주목하자. 세번째 단계까지 학습한 자료에서는 현대적 '병명'이 거의 등장하지 않는다. 간혹 전문가 의견으로 '특정 질환에 이 처방이 좋다'는 식의 구결이 있을 순 있겠다. 하지만 많지 않다. 따라서, 현대인의 입에 쉽게 오르내리는 병명, 그 병명에 사용할 수 있는 것으로 추천되는 처방은 이 자료에서 확인할 수 있다. 여기서 문헌 학습 시 주의해야 할 연구디자인이 하나 있다. 바로 "증례보고"이다. 앞서 언급했듯 혹자들은 "증례보고"가 연구의 질이 높지 않으므로 폄훼하지만, 필자는 그런 의도가 아니다. "증례보고"는 논문으로 작성될 때 몇 가지 조건이 있는데, 첫째는 증례 자체의 희귀성, 둘째는 진단의 완결성이다. 문제는 임상현장에서 한의사는 대부분 보통의 증례에 추정진단 상태로 한약처방을 할 일이 훨씬 많다는 것이다.

현대 문헌 학습 시, 한 가지 더 주의할 점이 있는데, 바로 "너무도 당연한 명제는 논문으로 작성되어 있지 않다는 것"이다. 갈근탕으로 감기가 치료되는 것은 너무도 당연하기 때문에 증례보고로 작성되지 않는다. 하지만 갈근탕을 복용했더니 경부척수증이 개선되었다면 그것은 보고된다. 임상시험도 마찬가지이다. '대황'을 함유한 한약처방을 사용하면 변비가 개선되는 것은 너무도 당연하므로 대황감초탕의 변비 개선 효과를 RCT로 평가할

이유는 없는 것이다. 따라서, 너무도 당연한 명제에 대해선 최신 논문이 없다고 해서 평가절하할 필요가 없다. 해서도 안된다.

column

당연한 것은 근거가 없다? 부족하다?! 아니 굳이 있을 필요가 없다!!

가장 대중적인 약제를 하나 꼽자면 '아세트아미노펜'을 고를 수 있겠다. 타이레놀이라는 상품명으로 대중에게도 널리 알려진 약이고, 소염진통의 효과가 확실하면서도 안전한 약으로 알려져 있어 우리가 흔히 걸리는 감기에도 널리 활용되는 약제이다. 현재 임상에서는 감기는 물론, 독감이나 코로나19로 해열이 필요할 때 가장 먼저 활용되는 약이다. 그런데 이 약제는 감기에 얼마나 근거를 갖추고 있을까?

"Acetaminophen (paracetamol) for the common cold in adults (성인의 감기에 대한 아세트아미노펜(파라세타몰)"
이라는 제목의 코크란 리뷰를 보면,

초록의 배경(background)에는

"Acetaminophen is frequently prescribed for treating patients with the common cold, but there is little evidence as to whether it is effective.
(아세트아미노펜은 감기환자에게 빈번히 처방된다. 하지만 이 약제가 효과가 있는지에 대해서는 근거가 부족하다)"라고 적혀있다.

곧, 아세트아미노펜이 감기에 많이는 쓰이는 것은 맞지만, 근거가 부족하다. 그래서 이 연구를 해보았다는 것인데, 결과(result)를 보니,

"We included four RCTs involving 758 participants. We did not pool data because of heterogeneity in study designs, outcomes and time points.
(총 758명이 참여한 4개의 RCT를 포함하여 분석했다. 연구 설계, 결과 및 시점의 이질성 때문에 데이터를 결합하여 분석할 수 없었다.)"

메타분석도 못해볼 정도의 데이터 수준이었다는 것이다. 그래서 결론(conclusion)은,

"Further large-scale, well-designed trials are needed to determine whether this intervention is beneficial in the treatment of adults with the common cold.
(이 치료법이 성인 감기 치료에 도움이 될지를 판단하기 위해서는 잘 설계된 대규모 임상 시험이 더 필요하다.)"

결국 추후 대규모 연구가 필요하다 것이었다.

이 리뷰는 2013년에 나온 것인데 그 이후에도 딱히 대규모 연구는 나오지 않았다. 그렇지만, 지금 감기에 걸려 어느 의원에 가더라도 이 약은 항상 처방되고 있다. 의료보험도 적용된다. 그리고 누구도 이 상황을 문제 삼지 않는다.

이것이 임상의학에서 근거의 현실이다. 오랜 세월 소염진통을 목적으로 사용되어 온 아세트아미노펜을 감기 증상 완화에 사용하는데 보험 적용은 당연한 것이고, 그 누구도 추가적인 근거를 요구하지 않는 것이다. 왜? 당연한 것이기 때문이다. 그리고 이렇게 당연한 것을 증명하기 위해 대규모 연구를 수행하는 것은 엄연한 낭비이기 때문이다.

다섯째, 기초연구를 통해 파악된 처방별 약리작용을 이해해본다(**밝혀진 약리작용의 이해-"파(破)", "리(離)"의 원천수집**). 약리작용을 먼저 이해해서 처방을 사용하는 것이 아니라 여기서 밝힌 순서대로 해당 처방의 임상효과를 먼저 학습하고 체득한 뒤에 그 임상효과를 설명하는 용도로서 약리작용을 이해하는 것이 좋다. 또한, 그동안의 문헌에서는 생각할 수 없었던 활용의 힌트를 얻기도 한다. 대표적인 사례가 만성경막하혈종에 오령산을 활용하는 것이다. 만성경막하혈종이라고 하면 '혈종'이기 때문에 '어혈'을 생각하기 마련이다. 하지만 일본의 약학자들은 만성경막하혈종의 피막에 존재하는 '아쿠아포린'에 주목했다. 그리고 그 아쿠아포린에 작용하는 한약처방으로 오령산을 찾아냈다. 이 과정을 거쳐 지금은 일본의 신경외과의사들은 만성경막하혈종의 재발방지를 위해 오령산을 활용한다. 이는 전통문헌이나 전문가의견에서도 찾을 수 없는 내용이다. 대표적인 "파(破)", "리(離)"의 과정에 속한다.

여섯째, 실제 임상진료를 진행하면서 현재까지 학습한 내용을 토대로 해당 처방의 새로운 적응증을 생각해 본다(**껍질깨기-"리(離)"**). 이는 지금까지 학습한 근거들과 일맥상통한 정합성을 보여만 한다. 기존의 내용과 정합성을 깨고 싶을 때는 약리작용와 같이 그 정합성을 깰만한 합리적인 사유가 있는지 체크가 필요하다. 이러한 과정 없이 아무렇게나 새로운 처방의 적응증을 제시하거나 해서는 곤란하다. 사실, 그러지 말라고 나온 것이 EBM이다.

마지막으로 모든 처방이 지금까지 언급한 자료를 갖추고 있는 것은 아니기 때문에 첫번째부터 여섯번째까지 현존하는 몇몇 근거를 토대로 처방에 대해 이해하면 된다. 특히 이 공부 방법은 소위 우리가 기본처방이라 부를 수 있는 범용성이 높은 처방에 대해 공부할 때 활용하는 것이 좋겠다. 그래서 본 서적도 주요 기본처방에 대해 스토리텔링을 진행할 예정이다.

주요 기본 처방에 대한 학습이 이루어지면 이후에는 해당 기본 처방에 적절한 가감을 통해 도출된 다양한 처방에 대해 이해하기가 쉬워진다. 예를 들어 반하백출천마탕은 '인삼-황기' 조합을 가지고 있어 체력저하, 기력저하의 병태에 활용되는 삼기제의 "어지러움증 버전"에 해당하겠고 십전대보탕은 삼기제의 "빈혈 버전"에 해당한다. 이때 삼기제의 기본을 먼저 이해하는 것이 가장 중요한 것이다. 그렇게 학습하고 나면 각각의 가감 처방들이 해당 기본 처방의 병태 속에서 나타난 특정 환자의 증후에 적용한다고만 이해해도 임상현장에서 손쉽게 처방을 선택하는데 꽤 많은 도움이 될 것이다

스토리텔링 한약처방 공부법을 통해 얻을 수 있는 것

문만 열면 줄을 서는 식당
판매가 시작되자마자 완판되어 버리는 상품

이 둘의 공통점은 무엇일까? 바로 대중을 매혹시키는 "스토리라인"을 가지고 있다는 것이다. "스토리라인"은 매우 다양한데, "유명 가수가 극찬한 메뉴"라는 아주 간단한 스토리도 있고, "어떤 일을 기념하기 위한 공모를 통해 선발된 아이디어로 탄생한 상품"이나 "원래는 다른 것을 개발하려 노력하던 중 너무도 우연히 그 제품이 탄생했다는 이야기" 같은 하나의 드라마와 같은 스토리가 있기도 하다.

중요한 것은 대중이 그 "스토리라인"에 매혹될 수 밖에 없는 이유를 아는 것이다. 왜 대중은 그 "스토리라인"에 환호할까? 그 이야기가 한 명 한 명의 마음에 안락함을 주기 때문이다. 대중은 그 스토리가 마음에 들면 몇 시간을 기다리더라도, 그 대가가 (우리가 아는) 상식선을 벗어나더라도 그 "스토리라인"의 주인공이 되는 경험을 위해 아낌없이 지갑을 연다. 지친 일상 속에서 쾌감과 안식을 누릴 수 있기 때문이다.

그런데 문득 이런 생각이 들었다.

한약처방은 저런 제품들, 식당들 보다 훨씬 훌륭한 "스토리라인"을 가지고 있지 않은가?
그런데 왜 한약처방을 받고 싶다면서 줄을 서는 사람은 없는가?
아! 우리가 이것을 이야기한 적이 없구나!

본서를 쓰게 된 가장 큰 이유는 다양한 이유로 한약처방 공부에 흥미를 느끼지 못하는 한의대생, 초년 한의사들의 증가를 더 이상 두고 볼 수가 없기 때문이다. 임상을 하며, 또 한편으로는 교수로서 한방내과학을 연구하고 가르치는 입장에서 더 이상 이 상황을 두고 볼 수만은 없었다.

한약처방 공부에 흥미를 느끼지 못하는 이유를 들어보면 대개 다음과 같다.

첫째, "일단 원전을 읽는 것이 너무 싫다. 한의대에 들어와서 한문을 처음 봤는데, 내가 환자 치료하는 학문을 공부하러 왔지 고문을 읽으러 여기 들어왔나? 이런 거 다 안 배웠으면 좋겠다."

둘째, "난 원전도 한의대 교과서도 열심히 공부했다. 그런데 한자로 적힌 옛 용어들이 도무지 실제 환자를 볼 때 어떤 상황을 이야기하는 것인지 모르겠다. 처방감별 포인트도 원전이나 교과서 내용 만으로는 도무지 갈피를 못잡겠다. 교과서에도 처방비교, 감별법이 나오지만, 그것 만으로 임상현장에서 활용하기엔 부족해 보이고 자신감도 생기질 않는다."

셋째, "결정적으로 환자들이 어차피 한약은 처방 받질 않으려 한다. 다른 치료에 비해 상대적으로 워낙 보장성이 약해서인지 고가치료로 인식하고, 양의사들이 하도 비방을 해대다 보니 환자들도 인식 자체가 너무 좋지 않다. 이렇게 큰 벽을 치고 있는 환자들을 설득할 자신도 없다. 괜히 권해봐야 돈 밝히는 사람 밖에 더 되는가!"

column

한약은 식약처 허가도 없이 사용되는 것이라는 양의사들의 주장에 대해

일부 양의사들은 계속 한의사가 쓰는 한약, 한약재는 식약처 허가도 받지 않은 것이라고 주장한다.

그런데, 정말 모르는 것일까 싶을 정도로 일관되고 악의적인 주장이다. 그래서 진실을 바로 잡고자 한다. 그들이 말하는 것은 "식약처에서 부여하는 적응증 허가"이다. 그러니까 "A라는 상태에 사용할 약"이라고 허가받는 것 말이다. 그 말대로 한의의료기관에서 사용하는 한약재는 적응증 허가를 받지 않은 것이 맞다. 왜? 한의사가 환자의 상태를 진찰하고 진단한 뒤, 몸 상태에 적합한 한약처방을 구성하여 조제할 때 사용하는 '재료'이기 때문이다. 이 '재료'는 재료로서 식약처가 관리한다. GMP 시설에서 포장해야 하며, 안전성 담보를 위해 유해물질 검사를 통과한 것만이 재료로 한의의료기관에 납품될 수 있다. 곧, 한의의료기관의 조제용 재료인 것이다. 원래 재료에는 적응증이 없다. 그것은 양방도 마찬가지이다.

그런데 왜 한약재는 하나의 약제 또는 약품이라기 보다 재료로서 다루는 이런 제도가 있을까? 이것은 한의사, 한의의료라는 특수성이 반영된 것이다. 전통동양의학을 유지하고 있는 중국, 대만, 일본 역시 이런 틀에서 한약재를 관리한다. 우리나라만 이상한 행동을 하는 것이 아니란 것이다.

우리나라를 비롯한 동북아시아 3국에서는 모두 환자를 진찰하고, 진단한 뒤, 그에 상응하는 처방을 구성하는 것을 한의의료기술(국가별로 중의의료행위 또는 한방의료행위)로 인정한다. 최근 진행 중인 첩약급여 시범사업도 그렇기 때문에 수가 구조 자체가 "한약재 재료비(해당 실비) + 탕전비(해당 실비) + 그리고 심층방제변증기술료"로 구성된다. 심층방제변증기술료에는 한의사가 수행하는 검사비까지 포함되어 있다. 한의사가 한방검사기계를 활용하는 것도 심층방제변증기술료에 들어 있다며 추가로 청구하지 못하게 해두었다. 결국, 방제변증이라는 한의사의 기술에 급여를 제공하는 것이다. 한의사 머리 값인 것이다. 한의사들은 그게 지금 너무 싼 것 아니냐고 난리다. 양의사들도 자신의 머리 값에 대해 비슷한 대우를 받는다면 아마 난리일 것이다.

이런 관점에서 한약재의 식약처 허가를 이해해야 한다. 그들이 이야기하는 '적응증 허가'가 제약회사에서 만드는 한약제제에는 붙어 있다. 그리고 현재 보험적용이 되는 한약제제는 '적응증'에 준해서만 적용이 된다. 왜? 그 약은 적응증대로 사용하는 것이라고 식약처에서 허가한 것이기 때문이다. 이 때 보험적용은 그 제제에 적용되는 것이다. 동시에 한의사의 처방기술에 대해서는 진찰비가 책정된다. 이런 차이를 무시한 채, 무조건 "한약은 식약처 허가도 받지 않은 것"이라는 프레임은 곤란하다. 양방에서 많이 사용하는 '생리식염수'도 '수액요법용'이라는 단 한 마디만 적응증에 적혀 있다. 뇌졸중에 쓸지, 영양불량에 쓸지 등은 적혀 있지 않다. 수액요법을 해야 한다고 생각하면 쓰는 재료이기 때문이다. 한약치료를 해야 한다고 생각될 때, 사용하는 한약재라는 재료와 동일한 것이다.

이런 점을 무시한 채, 한약에 대해 왈가왈부한다면 결국 자신의 일상임상행위에 대해서도 누워서 침 뱉는 행위를 하게 될 뿐이다.

크게 이렇게 3가지 이유다. 이 3가지 이유가 각자에게 "OR"로 존재할 수도 있겠지만, 대개는 아니다. "AND"로 존재한다. 첫번째 이유에서 시작해서 아예 처음부터 포기하거나, 첫번째 이유를 간신히 극복했는데, 두번째 이유에서 막히거나, 마지막으로 세번째 이유 탓에 두번째 이유를 극복할 의지가 생기지 않기 때문이다. 결국 이 3가지 사유는 한몸통이다.

스토리라인을 매우 강조했는데, 한약처방에 있어 스토리라인의 기본 틀은 모두 '원전'에서 출발한다. 하지만, 위와 같은 이유로 원전을 제대로 읽어보기도 전에 모두들 소위 '질려버리는' 상태가 연속되고 있다. 대부분의 한의대생, 한의사들은 원전을 어떤 의미에서 읽어 나가야 할 지 인식하지 못하기 때문에 애초에 읽기가 싫은 것이다(**학습동기의 상실**). 또한 어떤 관점에서 읽어 나가야 할 지 인식하지 못한 채 읽었기 때문에 머릿속에는 용어만 잔뜩 남아있는 것이다(**학습관점의 상실**). 이 두 "상실"을 극복하지 못하면 당연히 아무리 공부를 해도 한약처방의 활용이 어려울 수 밖에 없다.

스토리텔링 한약처방 공부법은 앞서 언급했듯 위와 같은 "상실"을 해소하기 위해 한약처방의 핵심요소인 "역사성"과 "효과성"의 균형 있는 학습을 하자는 것이다. 이러한 학습방법을 통해 환자에게 한약처방을 활용할 때, 그 유효성에서 나오는 자신감과 역사성에서 나오는 컨텐츠로 한약처방이 지니고 있는 "스토리라인"을 활용할 수 있게 되는 것, 이것이 이 공부법의 목표이다. 스토리텔링 방식을 활용하면 한약처방 치료가 필요한 환자를 설득할 수 있는 다양한 소재를 손에 넣을 수 있다. 그것도 대서사시에 기반한 스토리라인을 말이다.

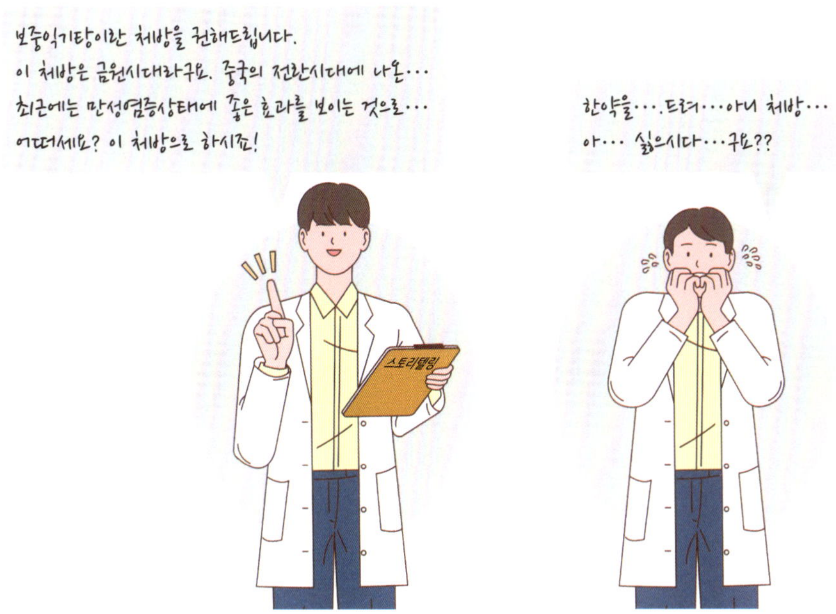

그림 7 스토리텔링 활용 시(좌측) vs 스토리텔링 비활용 시(우측)

보중익기탕을 활용하는 상황을 예로 들어 설명해보겠다. 10년간 지속된 만성폐쇄성폐질환(Chronic obstructive pulmonary disease, COPD)으로 한방병원에 내원한 환자가 있다. 현재 염증 지표에는 아무 문제가 없다. 최근 문제가 되고 있는 것은 등산을 좀 다녀보고 싶은데 조금만 산을 올라도 숨이 차며, 아무리 먹어도 살이 잘 찌질 않는 것이다. 당연히 체력도 떨어진다. 이 환자를 본 한의사는 보중익기탕을 처방하고 싶어졌다. 그리고 환자에게 설명을 시작한다.

"환자분께 보중익기탕이라는 처방을 추천드려요. 보중익기탕은 소화흡수기능 개선을 기본으로 하며, 전신 기력증강효과가 있는 처방으로 만성적인 염증이 있는 상황에서 소염작용도 보일 수 있게 설계된 처방이에요. 이것은 이 처방이 처음 설계되던 시기의 시대상을 반영한 결과인데요. 중국 원나라 아시죠? 몽골족이 내려와서 중국을 지배한 시대 잖아요. 당시는 우리 한국전쟁과는 비교도 될 수 없을 정도로 심각한 전란 상황이었고, 사람들은 가혹한 노동과 빈곤 때문에 전신 기력저하에 놓인 상태에서 각종 역병에 시달렸어요. 얼마 전 코로나 같은 전염병이 유행한거죠. 문제는 당시 대부분의 사람들이 심각한 체력저하 상태에 놓여 있던 겁니다. 기력저하와 함께 면역력 저하가 생겨서 각종 감염이 발생한 겁니다. 당시, 이동원이라는 뛰어난 의사가 있었는데, 이 사람이 기존의 "몸을 과격하게 손상시키는 치료법"은 더 이상 도움이 되지 않는다고 하면서, 소화기 기능을 보충하여 높여주는 것의 중요성을 주장하게 되었어요. 그 핵심이 되는 처방이 바로 보중익기탕입니다. 지금의 항생제, 소염진통제 과사용에 따른 어르신들의 소화기 허약상태와 맥을 같이 하기도 하죠. 더구나 환자분은 COPD로 만성염증상태에 놓여 계시기 때문에 보중익기탕이 처음 만들어졌을 때의 환자들과 비슷하게 몸이 많이 지쳐 있으면서도 동시에 기저에 깔린 염증이 항상 유지되는 상태인 겁니다. 이 처방이 꾸준히 활용되어 오면서 어떻게 발전을 했냐면요. 환자분처럼 호흡기 증상에 대한 응급치료가 필요치는 않지만 영양상태가 떨어진 상태를 개선, 항생제 내성균 들어보셨죠? 그런 항생제 내성균을 이겨내지 못하는 환자들의 면역력 향상, 암 환자들이 겪는 면역력 저하 같은데도 임상연구를 통해 좋은 효과를 내는 방향으로 발전했습니다. 실험연구에서도 이런 면역능 향상효과가 증명되었는데, NK세포 활성화 같은 작용이 있습니다. 이 처방으로 한 번 현재 증상을 해결해 보죠."

보중익기탕을 소개하며 창제자인 이동원이라는 사람이 어느 시대 사람이었는지, 그리고 그가 어떤 역사 및 사회적 배경에서 보중익기탕을 창제했는지에 대해 설명하고, 환자가 보중익기탕을 복용해야만 하는 상황일 때, 이동원이 처했던 그 당시의 상황을 빗대어 설명하며 현재의 상황과 그 상황이 굉장히 유사함을 설명했다. 이를 통해 환자는 왜 이 처방을 복용해야 하는 당위성에 공감할 것이다. 동시에 그만큼 오랫동안 사용되어 온 처방임을 이해하며 안전성 관련 이유에서 안심하게 되는 것은 덤이다.

동시에 현대적으로 밝혀낸 임상근거나 보중익기탕 효과의 과학적 근거 및 기전 등을 추가로 설명하면서, 환자가 이해하기 쉬운 용어로 효과에 대한 설명이 가능했다. 앞서 설명했던 보중익기탕의 역사성, 특히 창제 당시의 상황과 환자 자신이 놓인 신체상황의 유사성에 대해 이해한 뒤, 그것이 현대의료 현장 속에서도 충분히 활용될 수 있다는 근거를 확인하게 된다면, 환자의 머릿속에서는 그 효과의 모호성에 대한 불안도 사라지게 될 것이다.

이렇듯 스토리텔링 공부방법을 통해 한약처방이 가지고 있는 두 가지 포인트의 특장점을 200% 활용할 수 있게 되면, 처방하는 한의사 자신이 가장 큰 자신감을 가질 수 있어 임상현장에서 한약치료를 할 수 있게 환자를 설득하고, 적합한 처방을 선택해 가는 그 모든 과정이 갈수록 수월해질 것이다. 다만, 본서에서는 이 스토리텔링 공부방법에서 학습해야 할 재료만을 연대순으로 나열해두고자 한다. 이 컨텐츠를 앞 장에서 제시한 "공부법"에 맞춰 학습해 보길 바란다. 임상현장에서 이 공부법이 보다 많은 한의사들이 한약처방 활용에 도움이 되길 바란다. 그 결과가 한약치료의 재부흥으로 이어지길 간절히 기대한다.

column

한의계 네이밍의 문제. 왜 처방명을 홍보하지 않을까?

필자는 한의계가 지속적으로 네이밍에 실패해왔다고 생각한다.
추나보험, 첩약보험이라고 한다.
코로나19가 한참 유행일 때도 "시갈해기탕"이 아닌 "한의약"으로 치료하라고 홍보했다.
지금도 항암치료를 할 때 "한의약", 뇌졸중에 "한의약", 파킨슨병에 "한의약" 치료를 받아보라고 홍보한다.

이 내용이 뭔가 이상하지 않나? 나라면, 위 캐치프라이즈들을 보고는 "한의약은 다 되는 것일까?"라는 의문이 가장 먼저 들 것 같다.

보험에 대한 홍보 캐치프라이즈라면,
근골격계질환에 대한 추나요법 급여화
뇌졸중후유증에 대한 한약치료 급여화

특정 질환에 대한 홍보 캐치프라이즈라면,
코로나19의 몸살감기 위주 증상에는 시갈해기탕
독감초기에는 마황탕
항암치료 후 말초신경장애에는 우차신기환

이게 맞지 않을까?

지금까지 해 온 홍보방식에는 치료를 통해 혜택을 받을 대상은 그 어디에도 없다. 그리고, 목표가 되는 질환이 있더라도 구체적으로 무엇을 쓸 것인지에 대한 내용이 없다.

한의약치료를 이용할 환자 중심이 아닌 처방할 사람 위주로 생각하니 네이밍에서 실패하고 정책의 홍보방향도 실패하는 것이다. 필자는 이런 홍보방식이 한의계는 아직도 스스로를 의료인이 아닌 치료사로 자부하고 있는 것이라 생각한다.

column

내비게이션을 활용한 임상 - 임상진료지침의 의의

"처음 가는 길을 갈 때, 가보긴 했지만 왠지 확신이 없을 때, 아는 길이지만 그래도 안심이 안될 때"
많은 사람들이 의존하는 도구가 있다. 바로 내비게이션(navigation)이다. 내비게이션은 기존의 축적된 지도 정보를 토대로 최적의 경로로 '추정'되는 길을 제시한다. 이 추정 정보를 사용하여 각 운전자는 자신의 상황에 맞춰 내비게이션의 추정 정보 '대로' 운전을 할 수도 있고, 일부 변용을 통해 조금 더 빠른 경로를 찾기도 한다. 이미 90점 수준의 경로 정보를 알고 있어, 그 보다 높은 수준의 정보가 필요했던 사람에겐 실망스러운 안내일 수 있지만, 경로에 대한 지식이 전혀 없던 사람에겐 그래도 80점짜리 정보를 제공함으로써 최소한 '길치'는 되지 않게 해준다.

의료계에서 이 내비게이션과 비슷한 역할을 하는 도구가 있다. 바로 '임상진료지침(CPG, clinical practice guideline, 이하 CPG)'이다. CPG는 진찰, 진단, 치료라는 일상 임상의 프로세스 속에서 활용할 수 있는 일종의 '선언문(statement)' 집합체이다. 여기서 선언문은 상황별 임상질문(CQ, clinical question)에 답해가는 방식으로 작성된다. 답변은 기존에 축적된 근거, 각종 치료법의 효과와 유해성 간의 밸런스를 평가하여 작성된다. 현재 가장 널리 활용되는 CPG 작성 시스템 GRADE(Grading of Recommendations Assessment, Development and Evaluation)를 살펴보면, 이 선언문에는 그 선언의 토대가 된 근거의 질(QoE, Quality of Evidence)과 추천 강도(RS, recommendations strength)가 함께 제시된다. 이러한 구성을 갖춘 CPG는 갓 면허를 취득한 의료인은 물론, 이미 많은 경험을 축적한 의료인에게도 최소 80점 정도의 정보를 제공하여 의료인 간 임상 실력 격차 해소에 도움을 준다.

2016년 이후 우리 한의계에도 이 CPG 바람이 불고 있다. 6년간 30개 질환의 한의 표준CPG 개발을 목표로 "한의표준임상진료지침개발사업단"이 출범한 것이다. 2018년 1주기 사업이 마무리되며 견비통, 경항통, 만성요통증후군, 슬통 등 총 8개 CPG가 개발되었으며, 이후 30여개 질환에 대한 CPG가 개발완료 혹은 개발중이다. 많은 한의사들은 과연 각 환자의 개별성을 중시하는 한의 임상의 특성상 CPG가 실효용성을 가질지 의문을 표하면서도, 한의임상현장에서 활용할 수 있는 객관적 진료프로세스의 기준과 근거를 제공할 것이라는 측면에서 기대를 표해 왔다. 특히, 한의표준임상진료지침은 CPG 작성 시스템의 골드스탠다드인 GRADE 방식을 준용하고 있다. 개발 방법론에 있어서는 세계 그 어디에도 뒤지지 않는 수준이다. 또한, 한국 뿐 아니라 중국, 일본 그리고 전세계 국가에서 진행된 임상연구결과를 총망라했다는 것이 한국의 "한의표준임상진료지침"이 지닌 특성이다. 다만, 그렇다보니 한국의 임상현장셋팅에 어울리지 않는 연구들도 일부 근거자료로 포함되어 있다는 점은 아쉽다.

이보다 앞서 일본에서는 이미 오래 전부터 한방약 관련 내용이 포함된 여러 질환별 CPG가 개발되고 있다. 가장 큰 차이는 딱히 제목에 "한방(漢方)"을 표방한 진료지침은 '단!' 하나도 없지만, 다수의 한방약이 각종 질환 분과별 학회에서 발간한 CPG에 포함되어 있다는 점과 사업단 중심으로 개발되고 있는 우리와 달리 학회 주도로 개발이 이루어지고 있다는 점이다.

일본동양의학회는 '일본동양의학회 EBM 위원회 진료가이드라인 태스크포스 (CPG-TF)'를 2005년부터 운영하며 매년 "한방제제 관련 기록이 포함된 진료가이드라인(KCPG)"이란 제목의 리포트를 학회 홈페이지에 게재하고 있다. 이 리포트는 일본 내 CPG에 한방약이 어떻게 기재되어 있는지를 조사하여, 현재 CPG 속 한방약의 위치와 역할이 어느 정도 수준인지를 공개해왔다. 2007년 6월 15일 중간보고 형태로 첫 리포트가 공개된 이래, 매년 업데이트 과정을 거쳐 2019년 4월 4일 최신버전이 발표되었다. 도호대학(東邦大学), 의중지(医中誌) 진료가이드라인 정보데이터베이스에서 검색된 CPG 중 한방약 관련 내용을 포함하고 있는 것을 대상으로 작성한 이 리포트에서는 한방약 관련 인용논문유무와 QoE, RS 관련 기록 유무에 따라 각 CPG를 다음과 같이 총 3가지 타입으로 분류한다.

타입 A: 인용논문이 있으며, QoE와 RS제시
타입 B: 인용논문은 있지만, QoE와 RS 미제시
타입 C: 인용논문, QoE, RS는 없이 한방약 관련 언급만 존재

위와 같은 분류와 함께, 각 CPG 속 한방약 관련 언급이 있는 부분을 발췌하여 제시하고 있다.
2019년 발표된 최신 리포트(2018년 3월 31일 기준) 상 일본 내 전체 CPG 중 한방약 관련 언급이 있는 CPG의 비율은 8.4%(132/1563, 타입 A 38건, 타입 B 50건, 타입 C 44건)이다. 2007년 첫 리포트 발표 당시 총 47건(47/570, 8.2%)의 CPG에 한방약 관련 언급이 있었던 것에 비하면 한방약을 다루고 있는 CPG의 절대적인 숫자는 매우 증가하였지만, 전체 CPG 대비 비율은 크게 변하지 않았다.

리포트 내용을 통해 다음과 같은 특징을 확인할 수 있다. 각 CPG 속 한방약은 명실상부 각 질환별 치료 약물 중 하나로서 제시되어 있다. 모든 치료 약물은 효과와 부작용이 공존하기 마련인데, 한방약에 대해서도 효과와 부작용 측면 모두에서 고찰이 이루어지고 있다. 한방약을 각 질환별 치료제, 증상 조절용 약제로서 제시하고 있음은 물론이며, 각 질환과 관련된 부작용을 일으킬 수 있는 약제 중 하나로도 언급하고 있는 것이다. 또한, 한양방병용치료 시 한방약의 역할을 잘 보여주고 있다. 한방치료만을 대상으로 한 CPG가 아닌 서양의학을 전공한 의사들이 진찰, 진단, 치료를 해가는 과정 속에서 한방약을 치료 수단 중 하나로 제시하고 있기 때문에 최근 화두가 되고 있는 통합 진료의 형태를 가장 잘 보여주고 있는 것으로도 생각된다. 다만, 일본의 CPG 속 한방약 관련 언급은 한국의 "한의표준임상진료지침"과는 달리 극히 일부 상황에서만 GRADE 방식이 준용되고 있다는 점은 아쉽다. 일본의 CPG는 일본 내 근거에만 집중하고 있으므로 GRADE 적용을 진행하기에 그 연구의 절대적인 숫자 자체가 부족했기 때문으로 보인다. 다만, 일본에서 주로 활용되는 한약처방은 대개 한국에서도 활용할 수 있기 때문에 우리 임상현장에 꽤나 참고가 될 수 있다.

필자는 이러한 양국(한국과 일본) CPG의 기본특성을 잘 알고, 수록된 내용을 내비게이션으로 활용해야 한다고 본다. 내비게이션 회사별로 특성이 있듯, 각국의 CPG별 장단점을 이해한다면 임상현장에서 활용의 폭이 보다 넓어질 것이다.

개별성을 중시하는 우리 한의진료의 특성상 CPG와 관련된 내용이 한의 임상에 실영향이 있을 지 우려하는 목소리가 있는 것을 잘 안다.

또한, CPG는 개발된 각국의 의료 현실을 반영하기 때문에 일본의 CPG의 경우, 국내 현황에 직접 적용하는 것은 무리가 있다. 하지만 일각의 우려처럼 CPG 컨텐츠의 임상 적용이 '천편일률적' 임상이 되야 '만' 하는 것은 아니며, 타국가의 CPG를 통해 우리 임상 현장에서 활용할 힌트를 얻을 수도 있다. 특히 기본처방 엑스제 위주의 활용을 보이는 일본한방의 상황을 일부에선 한계점으로 지적하기도 하나, 기본처방에 대한 이해와 활용범위에 대한 학습을 하기엔 최적의 자료를 제공한다는 특징을 가지고 있다는 측면도 주목해볼 필요는 있다.

모든 CPG의 서두엔 이런 요지의 언급이 있다.

'본 CPG의 내용은 임상현장에서 모든 환자에게 적용될 수는 없습니다.'

내비게이션과 같다. 운전자가 보기에 더 빠른 지름길이 있을 수도 있다. 아직 지도가 업데이트 되지 않은 목적지라면 돌아가는 길을 알려줄 지도 모른다. 이 때, 선택은 운전자의 몫이다. 실제 임상현장에서의 임상결정(clinical decision) 역시 CPG를 활용할 의료인의 몫이다. CPG는 개괄적인 방향을 잡아줄 뿐이다. 신인에게는 안전키, 달인에게는 안심키로 작동한다. 아는 길을 갈 때도 내비게이션을 켤 때가 있듯 우리의 임상에도 내비게이션이 필요한 순간이 분명 있다. 이런 점을 기억하며 이제 우리에게 주어진 내비게이션을 켜고 운전을 해보면 어떨까?

스토리텔링 길잡이

이 책은 한약처방을 단순한 개별적 지식이 아닌, 그 기원과 발전, 구조, 임상 적용까지 통합적으로 이해할 수 있도록 구성되었다. 각 처방이 가진 역사적 배경, 구성 원리, 연구 근거, 임상 활용법 등을 하나의 스토리처럼 풀어내어, 독자가 한약처방의 원리를 논리적으로 이해하고, 실전 적용 능력을 갖출 수 있도록 돕는다.

이 책의 각 장은 공통된 방식으로 구성되었으며, 처방의 핵심 내용을 단계적으로 학습할 수 있도록 정리했다. 이해를 돕기 위해, 가장 처음 소개하는 육군자탕 장을 예로 들어 설명하겠다.

예시 "육군자탕"

"육군자탕" 장은 다음과 같이 구성되어 있다.

이후 등장하는 처방도 동일한 구조로 서술되므로, 이 길잡이를 참고하면 책을 보다 효과적으로 활용할 수 있다.

1. 현대 육군자탕증 (58 페이지)

다루는 내용

- 육군자탕의 핵심 개념과 변증 기준, 그리고 적응증의 이미지
- 현대 임상에서 육군자탕이 적용되는 대표적인 질환

학습포인트

- **근거기반 한약처방의 개념정립 및 임상 활용을 위한 처방 이미지 분석**

1 육군자탕 상부 소화관 운동이상의 해결사!

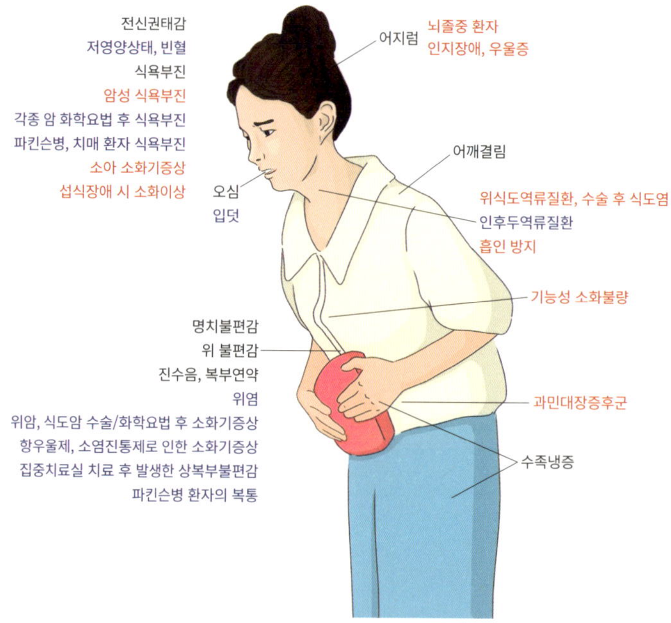

그림 8 현대 육군자탕증

(佐藤 弘, 木村 容子, 漢方スクエア 編集部. 絵でわかる漢方処方. 南山堂. 2022. pp. 244. 개정인용.)

2. 대표 증례: 기능성 소화불량 (59 페이지)

다루는 내용

- 한약처방이 실질적으로 적용된 **임상사례**
- 환자의 증상 변화 과정과 치료 효과 평가

학습포인트

- **임상에서 한약처방을 적용하는 실제 과정** 확인

대표 증례 **43세 여성**

꽤 연약해 보이는 환자로 조금만 먹어도 바로 배가 부르고, 그렇다 보니 식사량은 매우 적으며 좀처럼 체중이 늘지 않는다며 내원했다. 최근 체중이 40kg 밑으로 떨어졌고 걱정이 되어 종합건강검진을 실시했지만, 특별한 이상소견은 관찰되지 않았다. 체중이 너무 빠지다 보니 체력도 떨어지는 것 같다며 걱정을 하다가 주변에서 한약치료를 권하여 내원했다. 현재, 특별히 복용 중인 약은 없다. 일단, 육군자탕 엑스제를 1일 2회 투약해 보기로 했다. 4주 복용 후, 아직 식사량에는 큰 차이가 없다고 했다. 다만, 체력은 회복이 된 것 같다고 했다. 이후 3개월 복용을 유지하자, 식사량이 증가하기 시작했다. 1년 후 약 3kg 정도 체중이 증가했다. 밥맛 뿐 아니라 체력향상에도 도움이 되는 것 같다며, 계속 복용하길 희망하여 현재 1년 6개월째 육군자탕을 복용하고 있다.

육군자탕(六君子湯)의 출전은 몇 가지 설이 있으나 중국 원대(元代) 이중남(李仲南)의 『영류령방(永類鈐方)』으로 추정되며, 당시 이미 소화기 허약에 활용되어 온 사군자탕에 반하, 진피를 추가하면서 구성 약재가 6가지로 늘어 "육군자탕"이라는 이름을 부여받았다. 이후 여러 의사들의 활용을 거치면서 비위허(脾胃虛)를 동반한 상부 소화관 이상에 위내정수(胃內停水)에 의한 명치 비만감(痞滿感), 식욕부진, 오심, 구역, 구토 등의 증상이 나타날 때 사용할 수 있는 처방으로 자리매김했고, 최근에는 기능성소화불량, 프로톤펌프 억제제(proton pump inhibitor, PPI)에 반응하지 않는 위식도역류질환 및 비미란성 위식도역류질환, 암 화학요법 중 또는 암 수술 후 발생하는 식욕저하, 고령자 식욕부진 등과 관련된 근거가 주로 축적되고 있다.

육군자탕 개요

육군자탕은 인삼, 백출(또는 창출), 대조, 반하, 진피, 복령, 감초, 생강으로 구성된다. 『중의임상을 위한 방제학』에 따르면, 본 처방의 주치와 효능은 다음과 같다[1].

주치 비위기허(脾胃氣虛), 담습(痰濕)
효능 보기건비(補氣健脾), 화위강역(和胃降逆), 이기화담(理氣化痰)

3. 처방구조 분석 (60 페이지)

다루는 내용

- 육군자탕의 **주요 약재 조합과 작용 원리**
- 소화흡수 기능 개선, 수분대사 조절, 연동운동 개선 등의 기전 분석

학습포인트

- 한약처방이 **각 병태에 어떻게 작용하는지** 구조적 이해

처방구조 분석

육군자탕은 비위기허(脾胃氣虛)와 담습(痰濕)이 병존된 상태에 활용하는 처방으로 그림 2와 같이 크게 4가지 작용의 묶음으로 구성되어 있다. 비위기허는 소화흡수기능의 저하 상태로 볼 수 있는데, 이에 대해 인삼-감초 조합의 "소화흡수기능 개선작용"으로 대처할 수 있다. 소화흡수기능의 저하 상태가 지속될 때, 체내 수분대사 역시 함께 저하된다. 이것이 바로 담습(痰濕)이다. 이는 백출(창출)-복령 조합으로 개선하게 된다. 이 외, 대조-생강의 조합은 건위작용을 통해 상기 작용을 보완하게 된다. 육군자탕이 사군자탕과 다른 점은 소화흡수기능 저하와 함께 소화관 연동운동이 함께 저하된 상태에 응용이 가능하다는 것이다. 이진탕의 방의로 추가된 반하-진피 조합이 소화관 연동운동 개선작용을 가지고 있어 이에 대한 대처 역시 가능하다.

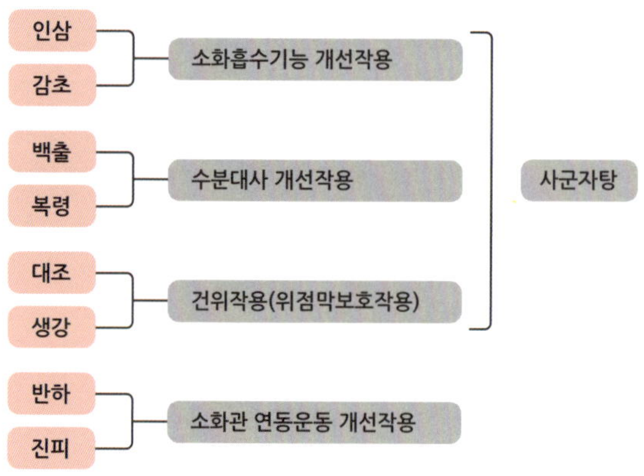

그림 9 육군자탕 처방구조의 분석
(淺羽 宏一. 漢方薬処方レクチャー. メディカ出版. 2017. pp. 38. 개정인용.)

제제약 효능효과

한국과 일본의 식약처에서는 육군자탕의 이러한 특성을 반영하여 표 1-1과 같이 엑스제의 적응증을 규정하고 있다[2,3].

4. 주요 약리작용 (61~62 페이지)

다루는 내용

- 육군자탕의 약리작용을 분석
- 그렐린(Ghrelin) 분비 조절과 식욕 촉진 기전 제시

학습포인트

- **약리학적 기전분석을 바탕**으로 처방의 임상활용방안을 해석하는 법

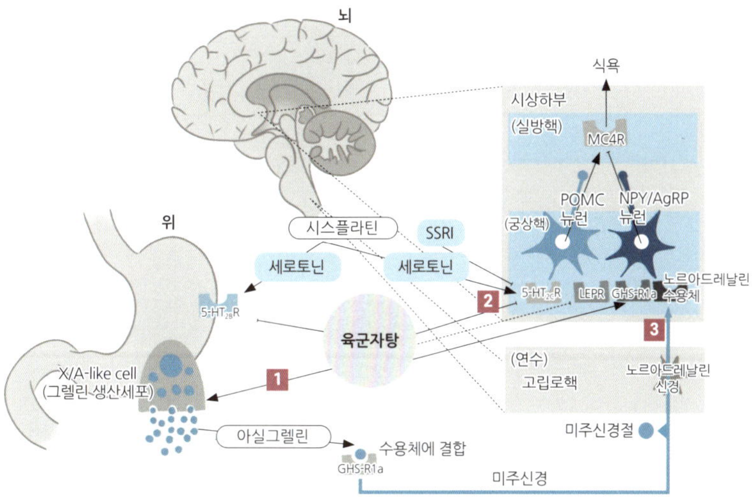

1 육군자탕 투약시 혈중 아실그렐린 농도가 유의하게 상승하며, 위 조직의 그렐린 발현도 증가한다.

2 항암제 시스플라틴 투여 시 세로토닌 5-HT_{2B/2C} 수용체가 자극되어 그렐린 분비가 감소하며, POMC 뉴런이 활성되며 식욕이 억제되는데, 육군자탕은 세로토닌 5-HT_{2B/2C} 수용체를 억제하여 POMC 뉴런을 억제함으로써 식욕을 상승시킨다.

3 육군자탕을 투여하면, 궁상핵의 GHS-R1a를 자극함과 동시에 위에서의 아실그렐린 분비 증가를 통한 노르아드레날린 수용체 자극하여 NPY/AgRP 뉴런을 자극하게 된다. NPY/AgRP 뉴런은 식욕을 억제하는 MC4R 수용체를 억제하므로 이를 통해 식욕이 증가하게 된다.

5-HT2BR: 세로토닌2B수용체, 5-HT2CR: 세로토닌2C수용체, GHS-R1a: 그렐린수용체, MC4R: 4형 멜라노코르틴 수용체
LEPR: 렙틴 수용체, NPY: Neuropeptide Y, AgRP: Agouti related peptide, POMC: 프로오피오멜라노코르틴

그림 11 육군자탕의 식욕증진 기전

(中里 正光監. 六君子湯によるグレリン分泌亢進メカニズム. 漢方医学. 2010;34:254-255. 개정인용.)

5. 육군자탕 활용의 발전사 (63-68페이지)

다루는 내용

- 육군자탕이 처음 기록된 의서와 창제 배경
- 시대별로 처방의 적응증이 변화된 과정

학습포인트

- 한약처방의 **적응증 확장 과정과 역사적 의미**

육군자탕 활용의 발전사 (그림 1, 5)

(중)『영류령방』(1331)
소화기허약 처방으로 첫 등장!

(중)『만병회춘』(1587)
자세한 적응증 제시! 현대 제제약 적응증의 기반제공
"향사육군자탕" 등장

(한)『동의보감』(1610)
허약+담과 관련된 다양한 분야에 활용
"노인담병, 수혈(嗽血), 불면 등"

(중)『의종금감』(1742)
화농염증질환에 활용
"종기가 터진 뒤 기가 허하고 담이 있을 때"

(한)『급유방』(1749)
소아과 질환에 활용
"토사, 뇌전증"

(한)『광제비급』(1790)
비뇨기질환에 활용
"전포(轉脬)"

(한)『의감중마』(1908)
의식장애에 활용
"식궐(食厥)"

(한)『제세보감』(1932)
뇌졸중에 활용
"반신불수"

종합
'위장허약'+'담음'이 기저에 있다면 소화기는 물론, 호흡기, 신경계, 비뇨기계 등 다양한 계통의 증후/질환에 활용

임상근거
소화기전반
기능성소화불량
위염
위식도역류질환
각종 암(위암/식도암/폐암)
복부수술 후 소화기능저하
저영양상태
우울증 환자의 소화기능저하
파킨슨병, 치매의 소화기능저하
임산부 입덧 등

임상진료지침
기능성소화불량(일)/(한)
위식도역류질환(일)
중환자의학-흡인예방(일)
암 환자 식욕부진(일)/(한)
위암 수술 후 위식도역류질환(일)
섭식장애 시 소화장애(일)
소아 소화기증상(일)
뇌졸중 정신신경증상(한)

그림 12 육군자탕 활용의 연대표
(일): 일본문헌, (중): 중국문헌, (한): 한국문헌

6. 육군자탕 관련 주요 임상연구결과 & CPG 속 육군자탕의 모습은? (67~73 페이지)

다루는 내용

- 기능성 소화불량, 위식도역류질환, 암성 식욕부진 등의 임상연구 결과
- 임상진료지침(CPG)에 수록된 육군자탕의 역할

학습포인트

- 한약처방이 **근거 기반 의학(Evidence-Based Medicine, EBM)에서 어떻게 적용되는지** 및 **임상 연구 결과를 실제 진료에서 활용하는 방법**

표 5 육군자탕을 수록한 CPG (총 18건의 CPG)[88-105]

내 용	관련 CPG
상부소화관질환	(기능성소화불량) [일본] 심신증 진단, 치료가이드라인 2006[88] [일본] 기능성소화관질환 진료가이드라인 2014 기능성소화불량(FD)[89] [한국] 기능성 소화불량 한의표준임상진료지침[90] (위식도역류질환, 수술 후 식도염) [일본] 위식도역류질환(GERD) 진료가이드라인 2015(개정2판)[91]
하부소화관질환	(과민대장증후군) [한국] 과민대장증후군 한의표준임상진료지침[92]
중환자의학	(경장영양 시, 흡인예방) [일본] 급성호흡부전에 따른 인공호흡환자의 영양관리 가이드라인 2011년판[93] [일본] 일본판 중증환자 영양요법 가이드라인[94] [일본] 고령자 안전한 약물요법 가이드라인 2015[95]
종양내과	(암 환자 식욕부진) [일본] 암환자의 소화기증상 완화에 관한 가이드라인 2017년판[96] [한국] 암 관련 증상 한의표준임상진료지침[97] (위암 수술 후 위식도역류질환) [일본] 암 보완대체요법 임상근거 2016년판[98]
섭식장애	(소화기증상) [일본] 섭식장애 치료 가이드라인[99] [일본] 소아과의를 위한 섭식장애 진료 가이드라인-소아심신의학회 가이드라인집 개정2판[100]
소아과	(소화기증상) [일본] 반복되는 소아통증의 이해와 대응 가이드라인-소아심신의학회 가이드라인집 개정2판[101]

7. 임상의의 눈 (73~76 페이지)

다루는 내용

- 육군자탕 관련 기존의 문헌, 연구결과를 종합하여 정리

학습포인트

- 한약 처방을 **실전적으로 활용하기 위한 핵심 포인트 정리**

뇌졸중	(뇌졸중 환자의 정신신경증상-우울증, 인지장애) [한국] 중풍 한의표준임상진료지침[104]
호흡기내과	(위식도역류질환 감별진단을 위한 시험투여약) [일본] 난치성 천식 진단과 치료 매뉴얼 2019[105]
기타	(상부소화관 연동운동이상) [일본] 경피증 진단기준, 중증도분류, 진료가이드라인[102] (위식도역류질환) [일본] 뇌성마비재활가이드라인 제2판[103]

임상의의 눈

사실 육군자탕은 첫 출전부터 지금까지 주로 평소 소화기 허약이나 급만성질환의 결과로 상부 소화관 운동 이상을 보이는 경우 활용되어 왔다. 따라서 '육군자탕!' 하면 일단 "위장이 허약하여 식욕이 없고, 힘이 없어 보이는 환자"의 이미지를 떠올려보면 되겠다. 그림 1을 보면 전형적인 환자는 창백하면서 어두운 안색과 가녀린 체형을 보인다. 전신소력감을 호소하는데, 목소리가 작거나 말의 속도도 느릴 수 있다. 기본적으로 이런 신체조건을 갖춘 환자가 소화관이상을 호소할 때 우리는 육군자탕을 활용해 볼 수 있다.

이 때, 가장 핵심적인 소화관이상은 '식욕부진'이며, 여기에 '식사 후에는 속이 불편하다', '명치 끝이 묵직한 느낌이 든다'와 같이 상복부 담음 또는 수독(水毒)에 해당하는 호소가 함께 나타난다면 가장 전형적인 육군자탕 활용이 적합한 소화관이상이라 할 수 있겠다. 또한, 모든 경우가 다 그렇다 할 수는 없지만, 육군자탕증은 담음이 겸해진 상태이므로 설진 시 혀가 부은 듯한 느낌을 보이며, 치흔이 있는 경우가 많다. 또한 설태가 있다면 습윤한 느낌의 후태(厚苔)가 동반되어 있을 수 있다.

다만, 앞서 살펴보았듯 역대 의사들과 현대 의학자들의 손을 거치면서 활용되는 질환(병태가 아닌 질환)은 세분화되고 명확해졌다. 실제, 육군자탕을 수록하고 있는 CPG도 매우 다양한 분야에 걸쳐져 있음을 확인할 수 있었을 것이다. 가장 최근은 아니지만, 일본의 야카즈 도메이는 육군자탕의 활용범위를 아래와 같이 정리했는데, 이 내용이 현재의 임상에도 도움이 될 것 같아 인용해본다[106].

8. 육군자탕 관련 처방의 계보 (76 페이지)

다루는 내용

- 육군자탕을 기본으로 하는 다양한 증후에 관한 처방을 계보도로 정리 (향사육군자탕 등)

학습포인트

- 동일병태를 지닌 다른 증후에 관한 **처방활용도를 파악**

육군자탕 관련 처방의 계보

사군자탕: 기허병태(특히, 소화기계 기허병태 ➡ 위장관 과이완무력)의 **이론적** 기본처방 (인삼, 백출, 복령, 감초)

사군자탕을 복용했는데, 오히려 위 불편감이 더 심해지는 경우
➡ "보하려 했으나, (위장관 과이완무력이 심하여) 차마 받아들이지 못하는" 상태
+ **진피** (가벼운/부드러운 소화관연동운동개선 효과)

이공산

보다 적극적인 소화관연동운동개선 효과가 필요!
+ **반하** (소화관연동운동개선 효과 + 적극적 구역증상[소화관 역연동운동] 개선작용)
[반하, 진피 ➡ 이진탕 방의]

육군자탕: 기허병태(특히, 소화기계 기허병태 ➡ 위장관 과이완무력)의 **실질적** 기본처방

(소화기질환)
+ 산사, 신곡, 맥아(삼선약), 사인 ➡ **화식양비탕(化食養脾湯)**: 소화효소성분의 추가
식후 소화불량이 심한 경우
+ 당귀, 작약 ➡ **귀작육군자탕**: 혈허병태가 동반된 소화기질환

(신경증 경향 동반 소화기질환)
+ 향부자, 곽향, 사인(향소산의 의미) ➡ **향사육군자탕**: 우울경향 동반 소화기 허약처방
+ 시호, 작약(사역산의 의미) ➡ **시작육군자탕**: 불안, 초조, 분노 동반 소화기 허약처방

(딸꾹질)
+ 정향, 시체, 양강 - 백출 ➡ **정향시체탕**: 한증 동반 기허병태의 딸꾹질

9. 육군자탕 치험례 (77~81 페이지)

다루는 내용

- 저자의 질환별 육군자탕 적용사례 제시

학습포인트

- **스토리텔링 한약처방의 관점에 입각한 실제 임상현장의 처방활용 예시를 간접체험**

+ 맥문동, 오미자(생맥산의 의미), 죽여 ➡ **인삼복맥탕**: 열증 동반 기허병태의 딸꾹질

(위축성치조농루 / 근위축성질환 등)

+ 당귀, 황기(당귀보혈탕의 의미: 결합조직의 위축에 대한 고려)

➡ **귀기육군자탕**: 화농성병변 없음, 치주조직의 위축("잇몸이 내려앉았어요")

근위축/근감소 + 번열(당귀보혈탕증)이 동반된 소화기허약

육군자탕 치험례

암 화학요법 후 식욕부진

71세 여성. 폐암 진단 후 시스플라틴(cisplatin)을 이용한 화학요법을 실시 중이다. 이후 입맛이 없고, 뭐라도 먹으면 바로 배가 불러 더 먹을 수 없다. 그 결과, 3개월만에 8kg이 감소했고, 현재 체중은 45kg 밑으로 떨어졌다. 본과 외래에 다니던 남편이 한방으로 뭐라도 해 볼 수 없냐며 환자를 끌고 왔다. 환자 본인은 한의치료에 부정적이다. "한 번도 한약을 끝까지 먹어본 적이 없어요" "제가 체질이 특이해요"라고 이야기한다. 암 화학요법 후 식욕부진으로 보아 육군자탕 엑스제를 처방했다. 약에 민감하다고 하니, 1주만 있다가 다시 경과를 보기로 했다. 1주 후 특별히 차이는 없었지만, 신기하게도 이 약은 맛있다고 했다. 좋은 반응이라며 호응하고 4주분을 추가 처방했다. 다시 4주 후, 식욕이 증가하여 식사량이 늘고 있다고 했으며, 이후 1년간 처방을 유지했으며, 체중은 5kg을 회복했다.

해설: 암 화학요법 후 식욕부진이라고 하면 "육군자탕"을 가장 먼저 떠올려 볼 것을 추천한다. 기본처방으로서 육군자탕을 활용하는 것만으로도 어느 정도 효과를 볼 수 있는데, 보다 효과를 높이기 위해서는 "육군자탕의 계보" 항목을 참조하여 그 변방을 활용하는 것도 좋다. 임상현장에서 간혹 이 환자처럼 한 번도 한약처방을 다 복용해 본 적이 없다는 이야기를 하는 환자를 만날 수 있다. 다만, 이 환자처럼 암 화학요법 이후 같은 건강 상 큰 전환점을 맞이한 경우, 이전과는 아예 다른 병태에 놓여 있을 가능성을 생각하며 처방을 진행하면 좋겠다. 이 때, 본 증례처럼 1주일 정도만 처방한 뒤 약 맛이 어떠한지를 체크하는 것도 도움이 된다. 대개 약 맛이 좋을 경우, 좋은 반응으로 판단해도 좋다.

01

보기제

1 육군자탕 상부 소화관 운동이상의 해결사!

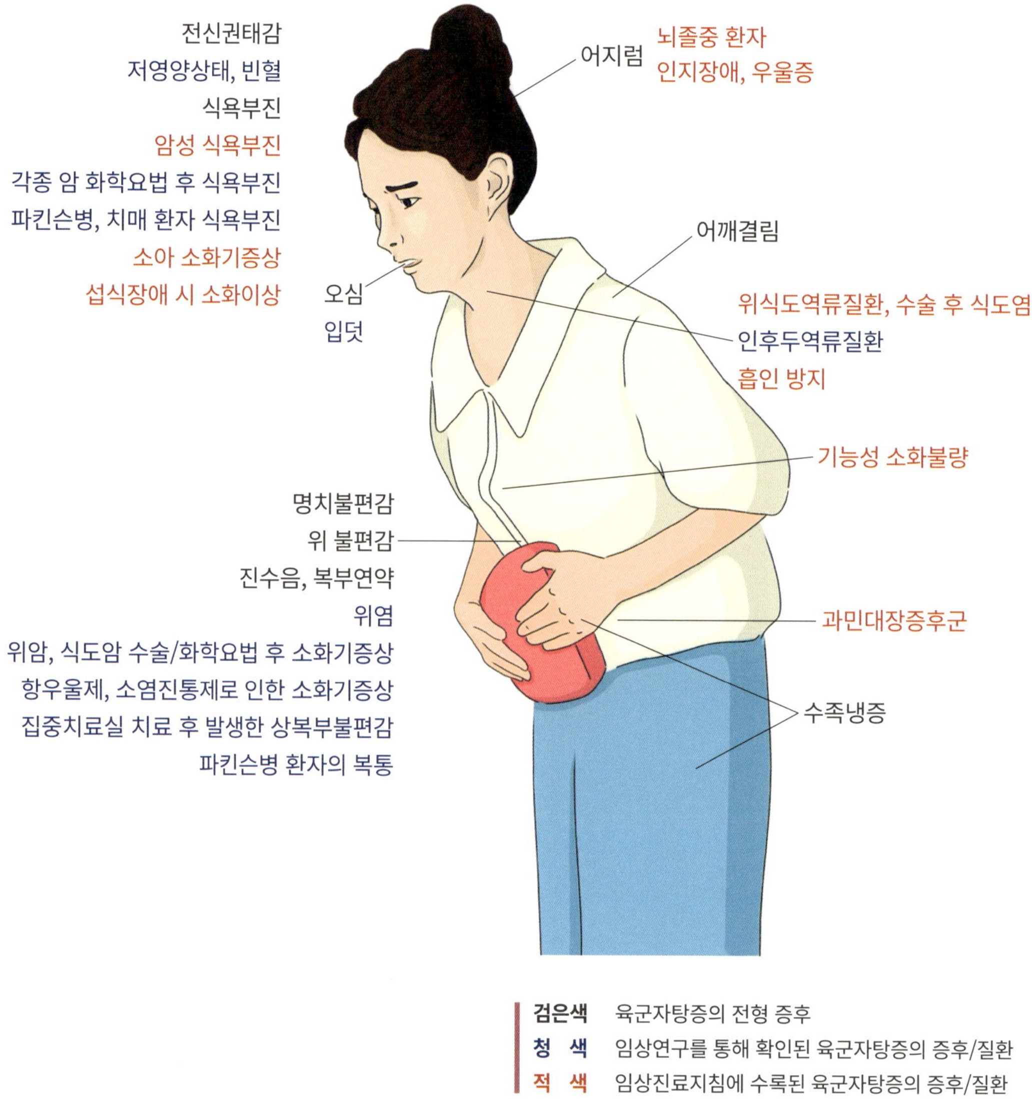

그림 8 현대 육군자탕증

(佐藤 弘, 木村 容子, 漢方スクエア 編集部. 絵でわかる漢方処方. 南山堂. 2022. pp. 244. 개정인용.)

대표 증례 **43세 여성**

꽤 연약해 보이는 환자로 조금만 먹어도 바로 배가 부르고, 그렇다 보니 식사량은 매우 적으며 좀처럼 체중이 늘지 않는다며 내원했다. 최근 체중이 40kg 밑으로 떨어졌고 걱정이 되어 종합건강검진을 실시했지만, 특별한 이상소견은 관찰되지 않았다. 체중이 너무 빠지다 보니 체력도 떨어지는 것 같다며 걱정을 하다가 주변에서 한약치료를 권하여 내원했다. 현재, 특별히 복용 중인 약은 없다. 일단, 육군자탕 엑스제를 1일 2회 투약해 보기로 했다. 4주 복용 후, 아직 식사량에는 큰 차이가 없다고 했다. 다만, 체력은 회복이 된 것 같다고 했다. 이후 3개월 복용을 유지하자, 식사량이 증가하기 시작했다. 1년 후 약 3kg 정도 체중이 증가했다. 밥맛 뿐 아니라 체력향상에도 도움이 되는 것 같다며, 계속 복용하길 희망하여 현재 1년 6개월째 육군자탕을 복용하고 있다.

육군자탕(六君子湯)의 출전은 몇 가지 설이 있으나 중국 원대(元代) 이중남(李仲南)의 『영류령방(永類鈐方)』으로 추정되며, 당시 이미 소화기 허약에 활용되어 온 사군자탕에 반하, 진피를 추가하면서 구성 약재가 6가지로 늘어 "육군자탕"이라는 이름을 부여받았다. 이후 여러 의사들의 활용을 거치면서 비위허(脾胃虛)를 동반한 상부 소화관 이상에 위내정수(胃內停水)에 의한 명치 비만감(痞滿感), 식욕부진, 오심, 구역, 구토 등의 증상이 나타날 때 사용할 수 있는 처방으로 자리매김했고, 최근에는 기능성소화불량, 프로톤펌프 억제제(proton pump inhibitor, PPI)에 반응하지 않는 위식도역류질환 및 비미란성 위식도역류질환, 암 화학요법 중 또는 암 수술 후 발생하는 식욕저하, 고령자 식욕부진 등과 관련된 근거가 주로 축적되고 있다.

육군자탕 개요

육군자탕은 인삼, 백출(또는 창출), 대조, 반하, 진피, 복령, 감초, 생강으로 구성된다. 『중의임상을 위한 방제학』에 따르면, 본 처방의 주치와 효능은 다음과 같다[1].

주치 비위기허(脾胃氣虛), 담습(痰濕)

효능 보기건비(補氣健脾), 화위강역(和胃降逆), 이기화담(理氣化痰)

처방구조 분석

육군자탕은 비위기허(脾胃氣虛)와 담습(痰濕)이 병존된 상태에 활용하는 처방으로 그림 2와 같이 크게 4가지 작용의 묶음으로 구성되어 있다. 비위기허는 소화흡수기능의 저하 상태로 볼 수 있는데, 이에 대해 인삼-감초 조합의 "소화흡수기능 개선작용"으로 대처할 수 있다. 소화흡수기능의 저하 상태가 지속될 때, 체내 수분대사 역시 함께 저하된다. 이것이 바로 담습(痰濕)이다. 이는 백출(창출)-복령 조합으로 개선하게 된다. 이 외, 대조-생강의 조합은 건위작용을 통해 상기 작용을 보완하게 된다. 육군자탕이 사군자탕과 다른 점은 소화흡수기능 저하와 함께 소화관 연동운동이 함께 저하된 상태에 응용이 가능하다는 것이다. 이진탕의 방의로 추가된 반하-진피 조합이 소화관 연동운동 개선작용을 가지고 있어 이에 대한 대처 역시 가능하다.

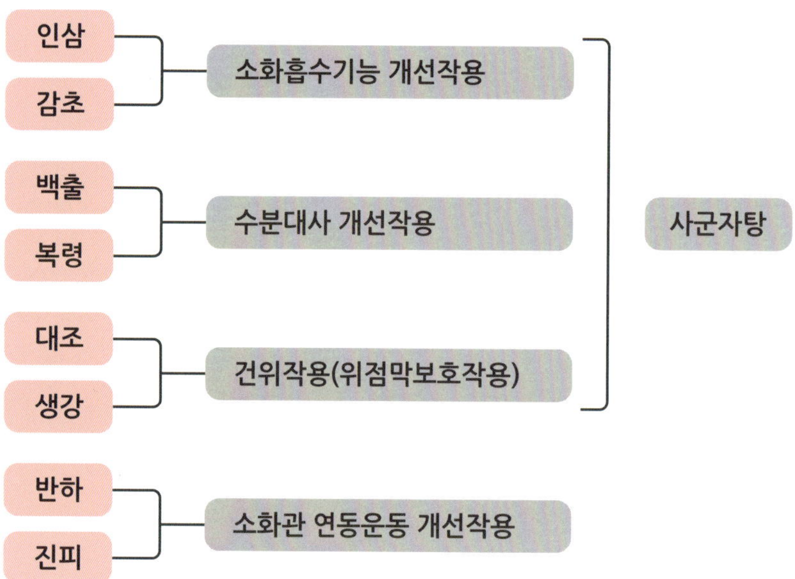

그림 9 육군자탕 처방구조의 분석
(淺羽 宏一. 漢方薬処方レクチャー. メディカ出版. 2017. pp. 38. 개정인용.)

제제약 효능효과

한국과 일본의 식약처에서는 육군자탕의 이러한 특성을 반영하여 표 1-1과 같이 엑스제의 적응증을 규정하고 있다[2,3].

표 3 육군자탕 엑스제의 적응증[2,3]

한 국	위장이 약해서 식욕이 없고, 명치가 답답하고, 피로하기 쉽고, 빈혈성으로 손발이 차가워지기 쉬운 사람의 다음 증상: 위염, 위무력, 위하수, 소화불량, 식욕감퇴(식욕부진), 위통, 구토
일 본	위장이 약해서 식욕이 없고, 명치가 답답하고, 잘 피로하며, 빈혈성으로 손발이 쉽게 차가워지는 경우: 위염, 위무력, 위하수, 소화불량, 식욕부진, 위통, 구토

주요 약리작용(그림 10, 11)

육군자탕의 주요 약리작용은 식욕부진 개선작용[4-11]과 소화관운동기능 개선작용(위저류능 개선[12-15], 위배출능 개선[16,17])이다. 이러한 작용은 위에서 분비되는 그렐린(28개 아미노산으로 구성된 펩티드) 분비 항진을 통해 이루어진다. 그렐린은 성장 호르몬 분비촉진작용 뿐 아니라 식욕항진작용, 심혈관보호작용과 에너지대사 개선작용 등을 가지고 있다.

소화관 점막에 대한 작용도 존재하여 위점막보호작용[18-21], 위점막 혈류 개선작용[22,23], 식도점막 장벽기능 개선작용[24]을 가지고 있다. 이 외 식도청소율(역류한 위산을 식도에서 위 쪽으로 돌려 넣는 작용) 개선작용[25]도 육군자탕의 약효를 뒷받침하는 약리작용에 해당한다.

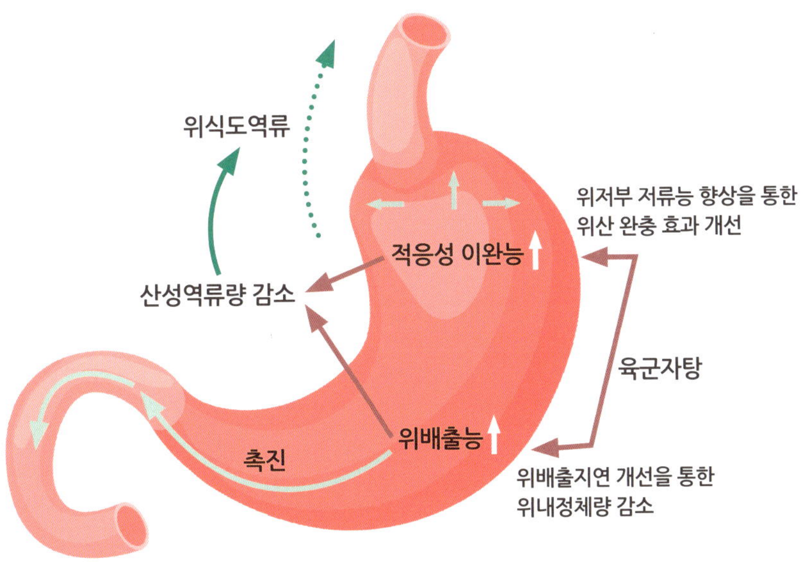

그림 10 육군자탕의 위내 작용기전

(渡辺 賢治. エビデンス漢方診療. 医歯薬出版. 2018. pp. 32. 개정인용.)

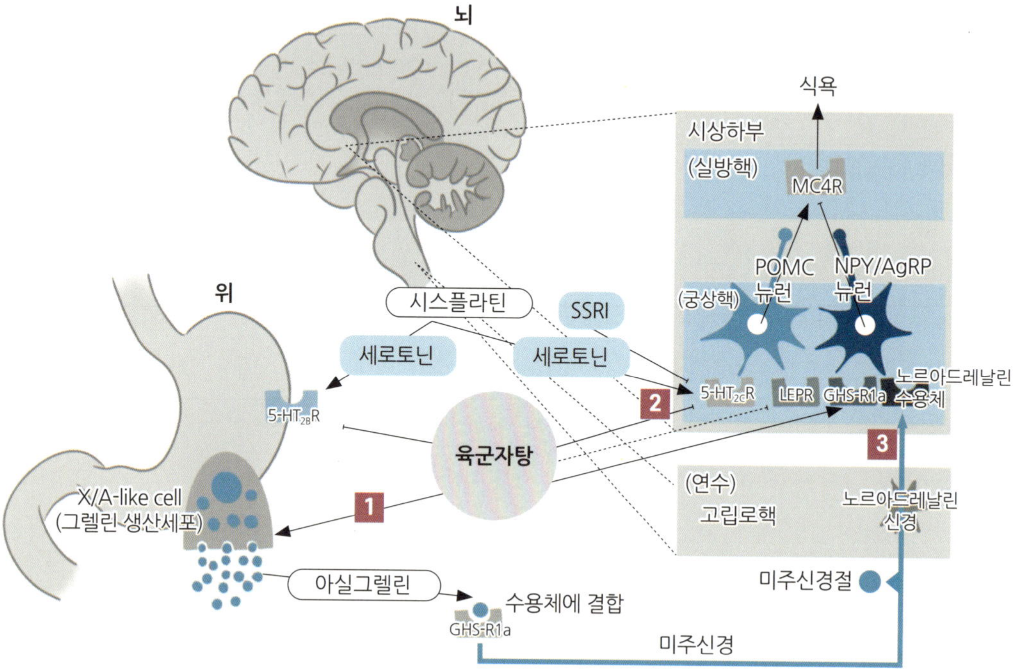

1 육군자탕 투약시 혈중 아실그렐린 농도가 유의하게 상승하며, 위 조직의 그렐린 발현도 증가한다.

2 항암제 시스플라틴 투여 시 세로토닌 5-HT_{2B/2C} 수용체가 자극되어 그렐린 분비가 감소하며, POMC 뉴런이 활성되며 식욕이 억제되는데, 육군자탕은 세로토닌 5-HT_{2B/2C} 수용체를 억제하여 POMC 뉴런을 억제함으로써 식욕을 상승시킨다.

3 육군자탕을 투여하면, 궁상핵의 GHS-R1a를 자극함과 동시에 위에서의 아실그렐린 분비 증가를 통한 노르아드레날린 수용체 자극하여 NPY/AgRP 뉴런을 자극하게 된다. NPY/AgRP 뉴런은 식욕을 억제하는 MC4R 수용체를 억제하므로 이를 통해 식욕이 증가하게 된다.

5-HT2BR: 세로토닌2B수용체, 5-HT2CR: 세로토닌2C수용체, GHS-R1a: 그렐린수용체, MC4R: 4형 멜라노코르틴 수용체
LEPR: 렙틴 수용체, NPY: Neuropeptide Y, AgRP: Agouti related peptide, POMC: 프로오피오멜라노코르틴

그림 11 육군자탕의 식욕증진 기전

(中里 正光監. 六君子湯によるグレリン分泌亢進メカニズム. 漢方医学. 2010;34:254-255. 개정인용.)

육군자탕 활용의 발전사 (그림 1, 5)

(중)『영류령방』(1331)
소화기허약 처방으로 첫 등장!

(중)『만병회춘』(1587)
자세한 적응증 제시!
현대 제제약 적응증의 기반제공
"향사육군자탕" 등장

(한)『동의보감』(1610)
허약+담과 관련된 다양한 분야에 활용
"노인담병, 수혈(嗽血), 불면 등"

(중)『의종금감』(1742)
화농염증질환에 활용
"종기가 터진 뒤 기가 허하고 담이 있을 때"

(한)『급유방』(1749)
소아과 질환에 활용
"토사, 뇌전증"

(한)『광제비급』(1790)
비뇨기질환에 활용
"전포(轉脬)"

(한)『의감중마』(1908)
의식장애에 활용
"식궐(食厥)"

(한)『제세보감』(1932)
뇌졸중에 활용
"반신불수"

종합

'위장허약'+'담음'이 기저에 있다면 소화기는 물론, 호흡기, 신경계, 비뇨기계 등 다양한 계통의 증후/질환에 활용

임상근거

- 소화기전반
- 기능성소화불량
- 위염
- 위식도역류질환
- 각종 암(위암/식도암/폐암)
- 복부수술 후 소화기능저하
- 저영양상태
- 우울증 환자의 소화기능저하
- 파킨슨병, 치매의 소화기능저하
- 임산부 입덧 등

임상진료지침

- 기능성소화불량(일)/(한)
- 위식도역류질환(일)
- 중환자의학-흡인예방(일)
- 암 환자 식욕부진(일)/(한)
- 위암 수술 후 위식도역류질환(일)
- 섭식장애 시 소화장애(일)
- 소아 소화기증상(일)
- 뇌졸중 정신신경증상(한)

그림 12 육군자탕 활용의 연대표

(일): 일본문헌, (중): 중국문헌, (한): 한국문헌

육군자탕의 출전은 그동안 『태평혜민화제국방(太平惠民和劑局方)』, 『세의득효방(世醫得效方)』, 『의학정전(醫學正傳)』, 『교주부인양방(校注婦人良方)』 등으로 언급되어 왔는데, 모두 정확한 사실에 근거한 내용이라 할 수 없다. 현재 통용되고 있는 구성의 육군자탕(사군자탕 + 이진탕)은 **중국 원대 이중남의 『영류령방, 1331년』에 처음 등장한다**[26,27]. "비위부조(脾胃不調)하여 식욕이 없을 때 사용할 수 있는 처방"으로 사군자탕을 제시하면서, 그 가감법으로 진피, 반하를 추가할 경우 육군자탕이라 이름했는데, 이것이 역사 상 첫 등장이다. 그동안 육군자탕의 출전이라고 일컬어져 왔던 『태평혜민화제국방, 1107년』에는 사군자탕과 이진탕이 언급되기는 했으나, 육군자탕이라는 처방명과 형태는 등장하지 않는다[28]. 위역림(危亦林)의 『세의득효방』에는 『영류령방』과 동일한 내용이 수록되어 있지만[29], 그 출판연도가 1345년으로 약간 늦다. 우단(虞摶)의 『의학정전』에서도 담(痰), 기허(氣虛)가 함께 있는 경우 육군자탕을 사용할 수 있다는 내용을 제시했지만[30], 이 역시 출판연도가 1515년으로 늦다. 설기(薛己)의 저서인 『교주부인양방』 역시 그동안 육군자탕의 출전으로 언급되어 왔지만, 사실 육군자탕과 관련된 직접적 기록은 없다. 오히려 설기의 다른 저작인 『설씨의안(薛氏醫案)』에 육군자탕 관련 기록이 있을 뿐이다[31]. 1587년 출간된 공정현(龔廷賢)의 **『만병회춘(萬病回春)』**도 출전으로 언급되어 왔지만, 『영류령방』에 비해 시대가 한참 늦다. 다만, 가장 자세한 적응증을 제시해 두었는데, "비위가 허약하며 식욕이 떨어져 있을 때, 혹은 오래동안 학리(瘧痢)를 앓아 내열(內熱)을 느낄 때, 소화가 되지 않아 신물이 오르는데 허화(虛火)에 속하는 경우 등에 사용한다"[32]고 하여 **지금까지 언급했던 주요 의서 중에는 가장 자세한 적응증을 제시**했다. 현재, 육군자탕은 위장이 허약한 상태에서 나타나는 명치 불편감, 식욕부진, 오심, 구역, 구토 등의 증상이 나타날 때 사용할 수 있는 처방으로 한국과 일본의 식약처에서 적응증을 부여하고 있는데, 모두 『만병회춘』의 영향을 가장 많이 받은 것이 아닐까 싶다.

다만, 『영류령방』 이전에도 육군자탕 방의의 처방은 꾸준히 사용되어 왔다. 정확히 현재의 육군자탕은 아니지만, 육군자탕 가감방으로 볼 수 있는 처방 내역이 종종 등장했는데, 그 적응증, 사용병태는 현재의 육군자탕과 대동소이했다. 『태평성혜방(太平聖惠方, 992년)』에는 딱 '육군자탕'이라는 그 처방명은 없지만, 육군자탕거감초가천궁, 육군자탕거복령가목향, 육군자탕거복령가후박의 의의를 가진 처방 내역은 등장하며, 모두 상한이나 열병 후 명치~복부에 걸쳐 나타나는 창만감, 구역, 소력을 동반한 경우 활용하는 것으로 기록되어 있다

[33]. 육군자탕이라는 이름은 사용했으나, 그 구성 약물이 달라 같은 처방이라 볼 수 없었던 경우도 있다. 양담(楊倓)의 『양씨가장방(楊氏家藏方, 1187년)』에는 현재의 육군자탕에서 감초를 빼고, 지각을 가한 구성이 등장한다[34]. 적응증은 "흉격비색(胸膈痞塞)하며 비한(脾寒)하여 음식 먹기를 좋아하지 않고, 조약(燥藥)을 복용할 수 없는 환자"였다. 엄용화(嚴用和)의 『엄씨제생방(嚴氏濟生方, 1253년)』에도 육군자탕이 나오는데, 이 처방에도 지각이 추가되어 있다. 대신, 복령이 빠져있다[35]. 적응증은 "비장(脾臟)이 불화하여 음식을 먹지 못하고, 상조하한(上燥下寒)하여 열약(熱藥)을 복용하지 못하는 환자"였다. 이와 동일한 내용은 『영류령방』에도 등장하는데, 곧,『영류령방』에는 두 가지 버전의 육군자탕이 수록된 것이다.

종합해보면,『영류령방』의 육군자탕이 등장하기 전까지 복령 대신 목향, 후박, 지각 같은 약재가 육군자탕의 일원으로 사용되다가, 이후 이 약재들 대신 복령이 추가된 형태로 굳어진 것으로 보인다. 흥미로운 점은 후대에 나온 육군자탕의 변방으로 '음식이 소화되지 않아 더부룩한 비허(脾虛)'에 사용하도록 구성된 **향사육군자탕(『만병회춘』에서 첫 등장)**[32]에는 육군자탕 가감에 사용되어 왔던 여러 주요 약재 중 하나인 후박이 다시 포함되었다는 점이다(향부자, 사인, 백두구, 초두구, 후박, 익지인을 육군자탕에 추가). 아마도 임상현장에서 기존의 육군자탕에 포함된 반하-진피 조합의 소화관 연동운동개선 작용을 보다 강화할 수 있는 후박 같은 약재의 힘이 필요함을 지속적으로 느꼈던 것 아닐까 추측해본다.

지금까지 살펴 본 내용만 보면 육군자탕은 소화기질환 전용처방 같다. 하지만, 1610년 조선의 **허준(許浚)이 편찬한『동의보감(東醫寶鑑)』에서는 소화기질환 외에도 '허약 + 담'과 관련되어 있는 다양한 분야의 증상에 이 처방이 활용되었다**[36]. 먼저, 노인의 담병(痰病)에 쓰였다. 그리고 기침할 때 가래가 있고 혈액이 섞여 나오는 수혈(嗽血)에는 육군자탕에 상백피, 황금, 지각, 오미자를 추가하여 사용하도록 권고했다. 불면에도 쓰였는데, 큰 병을 앓아 허약해졌거나 노인이 잠에 들지 못할 때는 육군자탕에 산조인과 황기를 추가하여 사용하도록 권했다. 사용범위가 확장되었지만, 위장허약 + 담음이라는 육군자탕 활용의 키워드는 줄곧 유지된 것이다. 육군자탕과 달리 향사육군자탕은 원 의도에 맞게 소화기질환 전용으로 활용되었다. 설사의 한 형태인 비설(脾泄), 식욕부진에 활용된 것으로 확인이 된다.『동의보감』의 이러한 육군자탕, 향사육군자탕 활용법은 이후 조선 후기의 여러 의안에서도 지속적으로 재확인된다.

조금 더 시간이 흘러 1742년 중국 청대(淸代)에 출간된 **『의종금감(醫宗金鑑) 외과심법요결 (外科心法要訣)』에서는 화농염증질환에 육군자탕을 활용**하기도 했다[37]. 화농염증질환의 여러 병기 중 '종기가 터진 뒤 기가 허하고 담이 있을 때' 육군자탕을 복용하도록 했으며, 향사육군자탕은 육군자탕을 활용할 상황에 구토가 나는 경우 활용하도록 제안했다.

목과 귀의 림프절에 발생하는 화농염증질환인 나력(瘰癧)과 나력 멍울이 여러 개 연달아 발생한 마도창(馬刀瘡)에도 향사육군자탕 활용이 제안되었는데, 종기와 마찬가지로 '곪아 터진 뒤, 식사량이 적고 설사를 할 때' 향사육군자탕을 활용하도록 했다. 곧, 소화기가 허약한 환자의 염증질환의 회복기 조리약으로서 활용된 것이다.

소아과 관련 활용도 있다. 1749년 조선에서 조정준(趙廷俊)이 **저술한 『급유방(及幼方)』에는 소아의 소화기증상(특히, 토사)과 뇌전증**에 육군자탕, 향사육군자탕 그리고 육군자탕의 가미방인 절풍환(육군자탕+백부자, 천마)을 활용한 기록이 남아있다[38]. 동일하게 조선에서 1790년 이경화(李景華)에 의해 출간된 **『광제비급(廣濟秘笈)』**에는 육군자탕의 또다른 활용법이 등장한다. 바로 **배꼽 아래가 당기며 아프고 소변이 막히는 병증인 전포(轉脬)**에 육군자탕 + 적복령, 택사, 익모초, 목통을 사용한 것이다[39]. 구체적인 적응증은 체질이 허약한 여성이 소변을 억지로 참거나 성교를 과도히 하여 소변이 막히고 실금을 보이며 뱃속이 당기어 뒤가 무직한 경우로 제시하여 '허약'한 상황에 대한 활용이 유지되었음을 볼 수 있다. 독특한 점은 이 육군자탕가미방을 복용하게 한 뒤 목구멍에 무엇을 넣어 토하게 하여야 낫는다는 복용법을 제시했다는 점이다.

소아 뇌전증에 이어 또다른 신경계 증후인 의식장애에 대한 활용도 눈에 띈다. 1908년 이규준(李圭晙)이 저술한 **『의감중마(醫鑑重磨)』**에는 **과식으로 인해 발생한 의식장애, 식궐(食厥)**에 대한 육군자탕의 활용이 보인다[40]. 식궐의 경우, 강염탕을 활용하여 구토하게 한 뒤, 가미육군자탕을 복용하여 조리하도록 하고 있다. 전포에는 육군자탕을 복용하게 한 뒤 구토하게 했지만, 식궐에서는 구토시킨 뒤 육군자탕을 활용했다는 점에서 복용법에 차이가 있다. 마지막으로 1932년 문기홍(文基洪)이 저술한 **『제세보감(濟世寶鑑)』**에서는 **육군자탕을 반신불수**, 향사육군자탕은 헛배가 부른 경우, 보익이 필요한 경우, 내상으로 인해 오랫동안 열이 나는 경우 활용할 수 있다고 정리하기도 했다[41].

지금까지 살펴 본 것처럼 육군자탕은 애초 '위장허약' + '담음'이라는 키워드로 명치 비만감(痞滿感), 식욕부진, 오심, 구역, 구토 등의 증상에 주로 사용하도록 세팅되었다. 하지만 처방활용 경험이 누적되며, 비단 소화기 뿐 아니라 '위장허약' + '담음'이 기저에 있다면 호흡기, 신경계, 비뇨기계 등 다양한 분야에 활용되게 되었다. 다만, 연구는 소화기질환을 위주로 진행되어 왔다. 현재까지 발표된 주요 임상연구의 결과를 요약하면 표 4와 같으며, 현재 가장 근거를 많이 갖추고 있는 한약처방 중 하나로 꼽히고 있다.

표 4 육군자탕 관련 주요 임상연구결과[42-87]

구분	내용
소화기전반	- 상복부 호소를 보이는 '허증' 환자의 증상 개선[42] - 스트레스로 인한 위벽 긴장성 변화 완화[43]
기능성소화불량	- 아실그렐린 농도를 높여 소화기증상(상복부통 포함) 개선[44-48] - 헬리코박터 파일로리(Helicobacter pylori) 감염환자에서 보다 효과가 좋음[49]
위염	- 급만성 위염의 급성악화기 증상을 수용성 아즐렌 보다 우수하게 개선[50,51] - 위점막보호제 세트락세이트(cetraxate), 소화효소제 보다 자각증상을 우수하게 개선[52,53]
위식도역류질환	- 프로톤 펌프 억제제(proton pump inhibitor, PPI)와 병용 시 역류증상 개선[54,55] - PPI 저항성 위식도역류질환(비미란성 위식도역류질환 포함) 환자의 역류증상, 정신건강, 위산관련 운동장애 개선[56-61] - 인후두역류질환(laryngopharyngeal reflux disease, LPRD)에 동반된 인후두이상감각에 PPI와 병용 시 유효, PPI 저항성을 보이는 경우 유효[62,63]
위암/식도암	- 내시경점막하절제술(endoscopic submucosal dissection, ESD) 후 상부소화관증상(명치통, 공복시 통증 등) 개선[64] - 유문부보존 위절제술 후 위 고체배출지연에 유효[65,66] - 위절제술 후 위식도역류질환 예방[67] 및 치료[68] - 식도절제술 후 체중감소 경감[69] - 위암, 식도암 환자에서 화학요법으로 인한 식욕부진, 오심, 구토 경감 및 예방, 삶의 질 저하에 유효(기타 암에서도 유효)[70-75]
폐암	- 카르보플라틴에 의한 식욕부진 개선[76]
복부수술 후 소화기능	- 수술 후 구토의 정도를 경감, 식사섭취량 조기회복[77] - 소아 소화기 수술 후 상복부 불편감 개선[78]

저영양상태	- 혈중 그렐린 농도를 높여 경관영양 시 보다 필요 영양량 달성까지의 기간 단축[79] - 빈혈 시 경구철분제 복용에 따른 부작용 경감에 유효[80]
우울증 환자의 소화기능	- 선택적 세로토닌 재흡수 차단제(selective serotonin reuptake inhibitor, SSRI)의 효능에는 영향을 미치지 않고, 구역을 포함한 소화기 부작용 개선[81] - 세로토닌 · 노르아드레날린 재흡수 차단제(serotonin noradrenaline reuptake inhibitor, SNRI)의 항우울작용 증강 및 부작용인 소화기증상을 완화[82]
소염진통제 복용 시 소화이상	- 소염진통제 사용 시 발생하는 소화기증상에 유효[83]
치매	- 식욕부진 개선[84]
파킨슨병	- 식욕, 복통, 우울 증상 개선[85]
중환자의학	- 집중치료실 치료 후 발생한 상복부불편감 개선[86]
임산부	- 임신 시 입덧에 소반하가복령탕 + 메토클로프라미드와 동등한 효과[87]

CPG 속 육군자탕의 모습은? (표 5, 그림 8, 12)

CPG 속 육군자탕은 어떤 모습일까? 다양한 활용 스펙트럼을 보인 육군자탕이지만, 그래도 소화기 이상에 가장 많이 활용되어 왔고, 관련 근거의 축적도 소화기질환을 위주로 이루어졌다. 그 모습이 그대로 현재의 CPG에 반영되어 있다. 한국과 일본 통틀어 총 18건 CPG에 육군자탕이 등장하며, 주로 기능성소화불량, 위식도역류질환, 과민대장증후군 같은 소화기질환 CPG에 등장하나, 암 관련 질환, 그리고 뇌졸중(중풍)에까지도 그 이름을 올리고 있다.

가장 빈번히 활용되고 있는 분야는 바로 **"상부소화관질환"**이었다. 그 중 **'기능성소화불량'**에 대한 언급이 가장 많은데, 이는 관련 임상시험 결과가 축적되어 온 결과이다. "(일본) 심신증 진단, 치료가이드라인 2006"에는 구역, 가슴쓰림을 동반한 기능성소화불량 처방 중 하나로 육군자탕이 제시되었다[88]. 제대로 기능성소화불량에 대해 다룬 가이드라인인 "(일본) 기능성 소화관 질환 진료가이드라인 2014 기능성소화불량(FD)"에서는 제일 먼저, 한약 활용 시, 한방 고유의 개념인 증(證) 개념을 중시하여 처방해야 함을 설명하면서,

육군자탕 활용도 고려할 수 있음을 언급했다[89]. 그 근거로 육군자탕이 기능성-소화불량의 명치 팽만감, 트림, 구역 등의 증상을 개선했다는 임상 근거를 인용했고, 그 기전으로 소화관 운동기능 개선작용, 위 저류능 개선, 그렐린 혈장농도 항진작용을 언급했다. "(한국) 기능성 소화불량 한의표준임상진료지침"에서는 기능성 소화불량 환자의 증상과 삶의 질 개선을 위해 육군자탕 단독 복용 또는 위장 운동촉진제와의 병용을 고려해야 한다고 권고했으며, 위장 운동기능 저하 및 담음(痰飮)의 정체로 인한 전신무력, 상복부 답답함, 조기 포만감, 잦은 트림 등의 증상에 사용할 수 있다고 언급하여 구체적인 임상 적응증을 제시해 두었다[90]. 더 나아가 효과 증대를 위해 향사육군자탕 활용도 가능함을 언급했고, 기존 중국을 포함한 동아시아 지역의 임상연구내용에 기반하여 시호, 백작약, 울금, 목향, 지실, 사인, 창출, 후박 등을 가미하여 사용할 수 있음을 제안하기도 했다.

'위식도역류질환'에 대한 내용도 찾을 수 있다. "(일본) 위식도역류질환 진료가이드라인 2015 [개정2판]"에서는 소화관운동개선약, 육군자탕을 프로톤 펌프 억제제(proton pump inhibitor, PPI)와 병용하면 추가적인 증상개선효과를 볼 수 있다고 추천했다[91]. 특히 육군자탕과 PPI 병용 시 PPI를 상용량의 2배로 투약했을 때와 유사한 상승효과를 낼 수 있다는 임상 근거를 들어 PPI 단독요법으로 위식도역류질환의 증상을 만족스럽게 조절하지 못했을 때, 육군자탕 병용요법을 사용할 수 있음을 언급했다. 더 나아가 PPI 상용량으로 효과가 불충분한 경우, 선택해 볼 수 있는 치료옵션으로 i) PPI 종류 변경, ii) 모사프라이드 추가, iii) 취침 전 히스타민 수용체 길항제 (H2 receptor antagonist, H2RA) 추가와 함께 iv) 육군자탕 병용을 들어 놓기도 했다. 동일 가이드라인에는 이와 함께, '수술 후 식도염'에 사용을 고려해볼 수 있는 것 중 하나로 육군자탕을 언급하기도 했다.

대표적인 **"하부소화관질환"인 '과민대장증후군'**에도 활용이 권고되어 있다. "(한국) 과민대장증후군 한의표준임상진료지침"에서는 육군자탕 사용을 통상적인 양약 활용 보다 우선 고려해야 함을 권고하며, 평소 소화기능이 약하면서 설사, 복통, 전신무력과 더불어 소화불량이 나타나는 경우라는 구체적 적응증을 제안했다[92]. 특히 과민대장증후군의 여러 유형 중 '설사 우세형'이나 '혼합형'에 육군자탕을 활용하도록 권했다.

"중환자의학" 분야의 활용도 두드러진다. "(일본) 급성호흡부전에 따른 인공호흡환자의 영양관리 가이드라인 2011년판"과 "(일본) 일본판 중증환자 영양요법 가이드라인"에서는 중환자 경장영양 중 흔히 발생하는 **흡인(aspiration)을 막기 위해 소화관운동개선** 효과를 가진 약제 또는 대장연동 및 배변촉진목적의 약제를 사용할 수 있음을 언급하면서, 소화관운동개선 효과를 가진 약제 중 하나로 모사프라이드와 함께 육군자탕을 언급했다[93,94]. 이와 함께 대장연동 및 배변촉진목적으로는 대건중탕을 사용할 수 있다고도 했다. 이외, "(일본) 고령자 안전한 약물요법 가이드라인 2015"에서도 고령자, 특히 뇌질환 환자에서 흔히 발생하는 흡인을 예방할 수 있는 한방약 중 하나로 육군자탕을 언급했다[95].

"종양내과" 분야에서는 주로 **암 환자의 소화기증상**에 활약할 수 있는 것으로 언급되고 있다. "(일본) 암환자의 소화기증상 완화에 관한 가이드라인 2017년판"에는 '암 환자 진료 시 배경지식으로 알아두어야 할 약제 해설' 항목에 육군자탕과 관련된 해설이 수록되어 있는데, 암 환자의 식욕부진에 세로토닌 수용체 길항작용에 따른 그렐린 분비 촉진과 그렐린 분해 억제 작용이 있는 육군자탕이 도움이 될 수 있다고 언급했다[96]. 다만, 화학요법, 방사선치료가 원인이 아닌 암 환자의 식욕부진 자체에 대해서는 아직 관련 임상시험이 진행되지 않아 근거를 찾을 수 없었다고 언급했다. 이것은 지금까지 진행된 대부분의 임상시험이 화학요법이나 방사선치료로 인해 발생한 식욕부진에만 맞춰져 시행된 결과로 보인다. 추후 임상시험이 진행된다면 얼마든지 권고내용은 변경될 가능성이 있다. "(한국) 암 관련 증상 한의표준임상진료지침"에서는 다양한 암 관련 증상에 사용할 수 있는 한의치료 도구에 대한 권고문을 제시했는데, 육군자탕은 여기에서도 '암성 식욕부진' 항목에 그 이름을 올리고 있다[97]. 암성 식욕부진 환자에게 일상관리 또는 무처치, 그리고 식욕촉진제 보다 한약치료를 고려할 수 있다고 추천하면서 사용가능한 한약 중 하나로 육군자탕과 향사육군자탕을 제시한 것이다. 효과증진을 위한 가감으로는 지실, 후박을 육군자탕에 추가한 지박육군자탕의 사용을 제안했다. 아울러 적정 적용기간으로 3~8주를 제안했으므로 임상현장에서 육군자탕을 암성 식욕부진에 활용할 때 참고하는 것이 좋겠다. 암 환자의 식욕부진 외에, "(일본) 암 보완대체요법 임상근거 2016년판"에서는 '암 치료 시 사용할 수 있는 한방약' 리스트 중, 위암 수술 후 발생한 위식도역류질환에 육군자탕을 활용할 수 있다고 언급하기도 했다[98].

정신건강의학 분야인 **"섭식장애"**의 소화기 증상에도 육군자탕이 추천되어 있다. "(일본) 섭식장애 치료 가이드라인"에는 섭식장애 환자의 소화기증상 개선을 위해 사용할 수 있는 약물로 모사프라이드, 돔페리돈, 테프레논과 함께 육군자탕이 이름을 올렸다[99]. 소아 섭식장애를 다룬 "(일본) 소아과의를 위한 섭식장애 진료 가이드라인-소아심신의학회 가이드라인집 개정2판"에서도 소아 섭식장애에 동반된 위염, 위통에 대한 처방으로 육군자탕을 제시해 두었다[100].

"소아의 반복적인 소화기증상"에도 추천되어 있는데, "(일본) 반복되는 소아통증의 이해와 대응 가이드라인-소아심신의학회 가이드라인집 개정2판"에서는 소아가 경험하는 흉부불쾌감을 동반한 상복부통과 복통에 사용할 수 있는 약물 중 하나로 다양한 한방약과 함께 육군자탕이 제시되었다[101].

이 외 **"몇몇 질환의 소화기증상"**에도 응용이 가능한 것으로 추천되어 있는데, "(일본) 경피증 진단기준, 중증도분류, 진료가이드라인"에서는 경피증 환자의 상부소화관연동운동이상(가슴쓰림, 팽만감, 오심 등을 보일 경우)에 활용할 수 있는 처방 중 하나로[102], "(일본) 뇌성마비재활가이드라인 제2판"에서는 뇌성마비의 합병증 항목 중 '장폐색 등, 소화기증상에 대한 대처법' 관련 장에서 위식도역류질환 발생 시 육군자탕을 처방해 볼 수 있다고 언급하기도 했다[103].

"뇌졸중 환자의 정신신경증상"에 대한 활용 관련 추천도 있다. "(한국) 중풍 한의표준임상진료지침"에서는 뇌졸중 환자의 우울증, 인지장애 개선을 위해 한약의 단독 또는 병행투약을 고려해야 한다고 제안했는데, 이 때 활용 가능한 처방 중 하나로 육군자탕과 향사육군자탕을 수록해두었다[104].

마지막으로 흥미로운 내용이 하나 있다. **치료적 진단을 위한 시험투여 약물**로 육군자탕을 활용한 사례이다. "(일본) 난치성 천식 진단과 치료 매뉴얼 2019"에서는 난치성 천식과 감별진단이 필요한 질환으로 위식도역류질환을 들면서, 이 때 시험투여를 해볼 수 있는 약으로 모사프라이드, 알긴산나트륨과 함께 육군자탕을 언급했다[105]. 대부분, 해당질환에 뚜렷한 효과를 보이는 약물을 치료적 진단 차원에서 시험투여하게 되는데, 육군자탕의 위식도역류질환에 있어 치료효과의 수준이 어느 정도에 해당하는 것인지 간접적으로 파악할 수 있는 내용이 아닌가 싶다.

표 5 육군자탕을 수록한 CPG (총 18건의 CPG)[88-105]

내 용	관련 CPG
상부소화관질환	(기능성소화불량) [일본] 심신증 진단, 치료가이드라인 2006[88] [일본] 기능성소화관질환 진료가이드라인 2014 기능성소화불량(FD)[89] [한국] 기능성 소화불량 한의표준임상진료지침[90] (위식도역류질환, 수술 후 식도염) [일본] 위식도역류질환(GERD) 진료가이드라인 2015(개정2판)[91]
하부소화관질환	(과민대장증후군) [한국] 과민대장증후군 한의표준임상진료지침[92]
중환자의학	(경장영양 시, 흡인예방) [일본] 급성호흡부전에 따른 인공호흡환자의 영양관리 가이드라인 2011년판[93] [일본] 일본판 중증환자 영양요법 가이드라인[94] [일본] 고령자 안전한 약물요법 가이드라인 2015[95]
종양내과	(암 환자 식욕부진) [일본] 암환자의 소화기증상 완화에 관한 가이드라인 2017년판[96] [한국] 암 관련 증상 한의표준임상진료지침[97] (위암 수술 후 위식도역류질환) [일본] 암 보완대체요법 임상근거 2016년판[98]
섭식장애	(소화기증상) [일본] 섭식장애 치료 가이드라인[99] [일본] 소아과의를 위한 섭식장애 진료 가이드라인-소아심신의학회 가이드라인집 개정2판[100]
소아과	(소화기증상) [일본] 반복되는 소아통증의 이해와 대응 가이드라인-소아심신의학회 가이드라인집 개정2판[101]

뇌졸중	(뇌졸중 환자의 정신신경증상-우울증, 인지장애) [한국] 중풍 한의표준임상진료지침[104]
호흡기내과	(위식도역류질환 감별진단을 위한 시험투여약) [일본] 난치성 천식 진단과 치료 매뉴얼 2019[105]
기타	(상부소화관 연동운동이상) [일본] 경피증 진단기준, 중증도분류, 진료가이드라인[102] (위식도역류질환) [일본] 뇌성마비재활가이드라인 제2판[103]

임상의의 눈

사실 육군자탕은 첫 출전부터 지금까지 주로 평소 소화기 허약이나 급만성질환의 결과로 상부 소화관 운동 이상을 보이는 경우 활용되어 왔다. 따라서 '육군자탕!' 하면 일단 "위장이 허약하여 식욕이 없고, 힘이 없어 보이는 환자"의 이미지를 떠올려보면 되겠다. 그림 1을 보면 전형적인 환자는 창백하면서 어두운 안색과 가녀린 체형을 보인다. 전신소력감을 호소하는데, 목소리가 작거나 말의 속도도 느릴 수 있다. 기본적으로 이런 신체조건을 갖춘 환자가 소화관이상을 호소할 때 우리는 육군자탕을 활용해 볼 수 있다.

이 때, 가장 핵심적인 소화관이상은 '식욕부진'이며, 여기에 '식사 후에는 속이 불편하다', '명치 끝이 묵직한 느낌이 든다'와 같이 상복부 담음 또는 수독(水毒)에 해당하는 호소가 함께 나타난다면 가장 전형적인 육군자탕 활용이 적합한 소화관이상이라 할 수 있겠다. 또한, 모든 경우가 다 그렇다 할 수는 없지만, 육군자탕증은 담음이 겸해진 상태이므로 설진 시 혀가 부은 듯한 느낌을 보이며, 치흔이 있는 경우가 많다. 또한 설태가 있다면 습윤한 느낌의 후태(厚苔)가 동반되어 있을 수 있다.

다만, 앞서 살펴보았듯 역대 의사들과 현대 의학자들의 손을 거치면서 활용되는 질환(병태가 아닌 질환)은 세분화되고 명확해졌다. 실제, 육군자탕을 수록하고 있는 CPG도 매우 다양한 분야에 걸쳐져 있음을 확인할 수 있었을 것이다. 가장 최근은 아니지만, 일본의 야카즈 도메이는 육군자탕의 활용범위를 아래와 같이 정리했는데, 이 내용이 현재의 임상에도 도움이 될 것 같아 인용해본다[106].

육군자탕의 응용범위(야카즈 도메이)

1) 만성위질환(식욕부진, 명치부 불쾌감, 탄산조잡 등, 빈혈경향, 맥복허연(脈腹虛軟))
2) 만성장질환(식욕부진, 체력허약, 냉증, 쉽게 설사)
3) 병후 식욕부진
4) 허약자의 두통, 어지럼
5) 구토 (비위허약, 위내정수)
6) 설사
7) 허증 복막염
8) 허약자 감기, 기침, 허약 소아의 감기기침
9) 입덧
10) 식후기면
11) 신경쇠약
12) 중풍
13) 위암, 위궤양 (식욕부진, 명치통, 쇠약)

또한 앞서 육군자탕 약리작용의 핵심이 "그렐린"이라고 언급했는데, 이 작용을 극대화하기 위해서는 복약방법이 중요하다. 한 동물실험에서 위 안에 음식물이 들어 있지 않은 상태(식전 또는 식간)일 때, 음식물이 위에 들어있을 때에 비해 그렐린 시그널을 일으키는 유효성분이 혈중에 잘 흡수되며 소화관운동도 활발해지는 것으로 나타났다[107]. 이 실험결과를 토대로 보았을 때, 육군자탕 처방 시에는 꼭 식전 또는 식간에 약을 복용하도록 지도하는 것이 좋겠다.

하지만, 임상에서는 육군자탕 만으로 부족하다 싶을 때가 있다. 육군자탕을 처방했더니 어느정도 식욕은 좋아지는 것 같은데, 조금 더 효과가 있으면 좋겠다 싶은 순간이다. 대부분 이런 경우, 소화기허약(곧, 기허)과 함께 심인성 요인(스트레스, 기울(氣鬱)에 해당)이 존재하므로 그와 관련된 처방을 합방하여 사용하면 효과증대가 가능하다. 심인성 요인은 환자가 나타내고 있는 심리적 반응의 양상에 따라 크게 둘로 나눌 수 있다. 우울경향이며 매사에 자책적인 경우(내향적)와 그 반대로 흥분, 분노를 보이는 경우(외향적)이다. 내향적인 경우, 향소산을 합방하여 사용해 볼 수 있고, 이러한 합방이 반영된 처방이 향사육군자탕이다. 반대로 외향적일 경우, 사역산을 합방해 볼 수 있는데, 생소할 수도 있으나 육군자탕에 시호와 작약을 추가하여 사용하는 시작육군자탕(柴芍六君子湯)이 여기에 해당한다.

이 정도에서 육군자탕 이야기는 마무리하려 했으나, 노파심에 몇자 더 적어본다. 일본의 여러 자료를 소개해 온 필자에게 "육군자탕이 정말 그렇게 소화기증상에 잘 듣나요? 제 경험에는 아니던데..."라는 말씀을 주시는 분들이 많다. 대부분 일본서적에는 "상부소화관 증상의 제1선택약 육군자탕"이라는 문구가 많이 등장하는데, 아마도 이 문구를 보고 하는 말 같다. 맞다! 한국 한의사들의 임상에 "상부소화관 증상의 제1선택약 육군자탕"이라는 문구는 그대로 적용하기 어려운 측면이 있다. 일본에서는 서양의학적 치료를 우선시하는 의사들이 양약을 활용한 치료를 해보다가 한방치료로 넘어오는 경우가 많다. 그렇다 보니 일단 양약이 잘 듣지 않았던 증례에 한방약을 활용할 기회가 많다. 그래서 바로 이와 같은 문구가 나오게 된 것이다. 실제로 일본에서 육군자탕이 처음 활용되었던 상황은 PPI가 잘 듣지 않는 위식도역류질환이었다. PPI는 8주 이상 연속 사용하게 되면 골다공증 위험 증가 같은 위험한 부작용이 잘 발생하는데, 이에 대한 대안으로 등장한 것이 육군자탕이다. 갑자기 발생한 속쓰림이나 소화관 운동이상을 호소하는 환자가 한의원에 방문했다면 오히려 "반하사심탕" 같은 처방을 제1선택약으로 삼아야 한다. 실제로, 이런 환자들은 복진을 해보아도 명치부 팽만감, 복부압통이 명확히 나타난다. 육군자탕의 환자는 그림 1과 야카즈 도메이의 육군자탕의 응용범위에도 나와있듯 복부가 연약한 편이다. 따라서 이런 경우, 육군자탕보다는 반하사심탕이 더 적합할 것이다. 앞으로 다양한 자료를 접할 때 한국과 일본 간의 한방의료 상황에 차이가 있음을 고려해야 함을 기억해보면 좋겠다.

진료실 스케치 한약처방의 효과는 플라세보?

양방에서 아무리 열심히 치료를 해도 증상이 나아지지 않아 한의원이나 한방병원을 찾는 환자들이 있다. 이런 환자들이 한약처방을 복용한 뒤, 증상이 호전되면 한 번씩 원래 담당하던 의사를 만났을 때 자랑 꽤나 하는 경우가 있다. 대부분은 다행이라는 반응을 줄테지만 (그렇게 믿는다), 간혹 이런 말을 하는 경우가 있다.

"그거 다 플라세보에요. 플라세보란게 뭐냐면… (내용생략)"

이런 이야기를 듣고 온 환자에게 필자는 꼭 이렇게 말해준다.

"그럼 그동안 드셨던 그 양약은 안타깝지만 플라세보 효과조차도 없었다는 거네요. 나았으면 됐죠 뭐~!"

그러면 함께 웃으며 유쾌하게 진료를 마칠 수 있다.

육군자탕 관련 처방의 계보

사군자탕: 기허병태(특히, 소화기계 기허병태 ➡ 위장관 과이완무력)의 **이론적** 기본처방 (인삼, 백출, 복령, 감초)

사군자탕을 복용했는데, 오히려 위 불편감이 더 심해지는 경우
➡ "보하려 했으나, (위장관 과이완무력이 심하여) 차마 받아들이지 못하는" 상태
+ **진피** (가벼운/부드러운 소화관연동운동개선 효과)

이공산

보다 적극적인 소화관연동운동개선 효과가 필요!
+ **반하** (소화관연동운동개선 효과 + 적극적 구역증상[소화관 역연동운동] 개선작용)
[반하, 진피 ➡ 이진탕 방의]

육군자탕: 기허병태(특히, 소화기계 기허병태 ➡ 위장관 과이완무력)의 **실질적** 기본처방

(소화기질환)

+ 산사, 신곡, 맥아(삼선약), 사인 ➡ **화식양비탕(化食養脾湯)**: 소화효소성분의 추가 식후 소화불량이 심한 경우
+ 당귀, 작약 ➡ **귀작육군자탕**: 혈허병태가 동반된 소화기질환

(신경증 경향 동반 소화기질환)

+ 향부자, 곽향, 사인(향소산의 의미) ➡ **향사육군자탕**: 우울경향 동반 소화기 허약처방
+ 시호, 작약(사역산의 의미) ➡ **시작육군자탕**: 불안, 초조, 분노 동반 소화기 허약처방

(딸꾹질)

+ 정향, 시체, 양강 - 백출 ➡ **정향시체탕**: 한증 동반 기허병태의 딸꾹질

+ 맥문동, 오미자(생맥산의 의미), 죽여 ➡ **인삼복맥탕**: 열증 동반 기허병태의 딸꾹질

(위축성치조농루 / 근위축성질환 등)

+ 당귀, 황기(당귀보혈탕의 의미: 결합조직의 위축에 대한 고려)

➡ **귀기육군자탕**: 화농성병변 없음, 치주조직의 위축("잇몸이 내려앉았어요")

근위축/근감소 + 번열(당귀보혈탕증)이 동반된 소화기허약

육군자탕 치험례

암 화학요법 후 식욕부진

71세 여성. 폐암 진단 후 시스플라틴(cisplatin)을 이용한 화학요법을 실시 중이다. 이후 입맛이 없고, 뭐라도 먹으면 바로 배가 불러 더 먹을 수 없다. 그 결과, 3개월만에 8kg이 감소했고, 현재 체중은 45kg 밑으로 떨어졌다. 본과 외래에 다니던 남편이 한방으로 뭐라도 해 볼 수 없냐며 환자를 끌고 왔다. 환자 본인은 한의치료에 부정적이다. "한 번도 한약을 끝까지 먹어본 적이 없어요" "제가 체질이 특이해요"라고 이야기한다. 암 화학요법 후 식욕부진으로 보아 육군자탕 엑스제를 처방했다. 약에 민감하다고 하니, 1주만 있다가 다시 경과를 보기로 했다. 1주 후 특별히 차이는 없었지만, 신기하게도 이 약은 맛있다고 했다. 좋은 반응이라며 호응하고 4주분을 추가 처방했다. 다시 4주 후, 식욕이 증가하여 식사량이 늘고 있다고 했으며, 이후 1년간 처방을 유지했으며, 체중은 5kg을 회복했다.

해설: 암 화학요법 후 식욕부진이라고 하면 "육군자탕"을 가장 먼저 떠올려 볼 것을 추천한다. 기본처방으로서 육군자탕을 활용하는 것만으로도 어느 정도 효과를 볼 수 있는데, 보다 효과를 높이기 위해서는 "육군자탕의 계보" 항목을 참조하여 그 변방을 활용하는 것도 좋다. 임상현장에서 간혹 이 환자처럼 한 번도 한약처방을 다 복용해 본 적이 없다는 이야기를 하는 환자를 만날 수 있다. 다만, 이 환자처럼 암 화학요법 이후 같은 건강 상 큰 전환점을 맞이한 경우, 이전과는 아예 다른 병태에 놓여 있을 가능성을 생각하며 처방을 진행하면 좋겠다. 이 때, 본 증례처럼 1주일 정도만 처방한 뒤 약 맛이 어떠한지를 체크하는 것도 도움이 된다. 대개 약 맛이 좋을 경우, 좋은 반응으로 판단해도 좋다.

항우울제를 복용 중인 우울증 환자의 식욕부진

53세 여성. 재산분할 문제로 가정 내 갈등이 발생한 이후 갑자기 우울증 진단을 받게 되었다. 항우울제 복용을 시작하니 어느 정도 마음도 편해지고, 잠은 잘 수 있게 되었다. 하지만, 그 이후부터 식욕 줄었다. 혹시라도 더 큰 병이 있는 것 아닐까 걱정도 된다고 한다. 항우울제 복용은 유지하면서 육군자탕 엑스제를 처방했다. 그 결과, 4주 후 식욕이 늘어나고 기운이 났다. 전반적으로 활기도 생긴 것 같다며 다음 정신건강의학과 진료 시에는 항우울제를 감량해 보려 한다고 한다.

해설: 현대 한의임상 현장에서는 항우울제를 복용하는 환자를 적지 않게 만나게 된다. 대개 항우울제를 복용하는 과정에서 전신쇠약감, 식욕부진과 같은 증상을 보이는 경우가 많다. 이 때, 육군자탕을 활용하게 되면, 항우울제의 부작용 경감은 물론 우울증 자체의 호전을 도모해 볼 수도 있다.

침상안정 상태 뇌졸중 환자의 변비

51세 남성. 교뇌출혈로 사지부전마비가 발생하여 와상상태이다. 변비가 심해 2개월째 주2회 관장을 시행하고 있었으며, 산화마그네슘은 전혀 효과를 내지 못했다. 한방병원 입원 후 억간산가후박지실 합 육군자탕으로 처방했고, 복용 2일차부터 관장없이 배변이 가능했다. 사하제 복용 또는 관장 없이 자가배변에 성공한 것이 최근 3개월 내 처음이었다.

81세 여성. 소뇌경색으로 어지럼, 구토, 전신소력이 있어 와상상태이다. 뇌졸중 이후 반복된 구역, 구토를 보였고, 이에 대해 반하사심탕, 비화음 등의 처방을 처방했으나 이 역시도 약 냄새만 맡아도 어지럼이 심해진다며 복용하지 못했다. 동시에 1개월간 지속되어 온 변비가 있어 한방병원 입원 전에는 산화마그네슘을 하루 2회 복용, 한방병원 입원 후에는 주 2회 자윤탕을 복용시켜 배변을 돕고 있었다. 이에 육군자탕 엑스제를 투약한 결과, 4일째부터 1~2일에 1회꼴로 자가배변이 가능했으며, 이후 구역도 호전되어 타 한약처방 복용도 가능해졌다.

54세 여성. 좌측 시상, 기저핵 출혈로 의식혼미(stupor), 사지부전마비가 발생하여 와상상태이다. 발병 이후 6개월 간 주 1~2회 관장을 통해 배변했다. 한방병원 입원 후에는 대시호탕 주 2~3회 투약을 통해 배변 조절을 했으며 3개월간 이 상태를 유지했다. 입원 3개월차(발병 9개월차)부터 육군자탕을 투약한 결과, 복용 3일째부터 2일 1회 빈도로 자가배변이 가능했고, 이후 20일간 육군자탕 복용 후 중단했음에도 자가배변은 가능한 상태가 지속되었다.

해설: 육군자탕은 소화기허약으로 인한 소화관 평활근 과이완에 따른 무력병태에 적합한 처방이다(비기허). 실험연구에서도 육군자탕의 위장관운동성 향상효과는 여러차례 확인되었다. 본 증례의 환자들은 모두 뇌졸중 이후 장기간 와상상태에 놓여 있었다. 자발적인 신체활동이 어려운 상황이 장기화된 결과, 소화관 평활근의 운동성이 저하되었고, 이것이 과이완에 따른 무력으로까지 발전한 상황이었던 것으로 판단된다. 이러한 경우, 육군자탕 복용이 변비해소에 오히려 도움이 될 수 있다. 흔히 육군자탕을 상복부 호소 또는 연변이나 설사경향에 적합한 처방이라 생각하고는 하는데, 변비나 설사 중 무엇인가가 중요한 것이 아니라 어떤 병태인지가 중요함을 이 증례를 통해 다시 한 번 확인할 수 있다.

(출처: 정민호, 김경묵, 손정화, 문상관, 정우상, 권승원, 조기호. 육군자탕을 이용한 뇌졸중 후 침상안정 상태의 변비 환자 치험 3례. 대한중풍·순환신경학회지. 2017;18(1):31-36.)

기능성발성장애

32세 남성. 회사원. 결혼준비와 업무로 인해 스트레스를 받던 중 갑자기 목소리가 잘 나오지않고, 연하곤란과 인후부 이물감이 발생했다. 집근처 이비인후과에서 편도염 진단 하에 약제를 처방했으나 효과가 없었고, 타병원 신경과에서 두부MRI, 근전도, 뇌척수액검사 등을 실시했으나 이상을 확인하지 못하였으며, 중증근무력증 의심 하 약제도 사용했으나 호전되지 않아 발병 1개월차에 내원했다. 발성장애는 피로 시 특히 악화되는 양상이었으며, 액체는 어떻게는 삼킬 수 있으나 고형식을 삼킬 수 없었고 때때로 구토를 하기도 했다. 연하조영검사 상 중증의 연하반사 저하 및 인두근 수축력저하, 음식물 흡인소견이 확인되었다. 이를 피로 시 증상 악화에 착안하여 기허병태로 판단하였고, 육군자탕과 보중익기탕 엑스제를 투약하기 시작하였다. 투약 시작 이후 바로 발성장애, 연하곤란의 호전을 보이기 시작했고, 2주가 경과하자 발성장애, 연하곤란, 전신탈력감이 모두 초진 시 100% 대비 40%로 호전되었다. 투약 4주 뒤 10%대로 증상이 호전되었으며, 투약 5주차에는 무사히 결혼식도 마쳤다. 이후 2개월간 투약을 유지하다가 증상의 재현이 없어 치료를 종결했다.

해설: 육군자탕은 소화관으로 대표되는 평활근 긴장저하 및 무력의 병태에 광범위하게 응용 가능하다. 본 증례의 발성장애와 연하곤란은 연하조영검사에서도 드러났듯 수축력 저하로 인한 것이었다. 이것이 육군자탕과 보중익기탕을 합방하여 활용하게 된 큰 힌트가 되었다.

(출처: Cho Ki-Ho, Kwon Seungwon, 後藤博三, 引網宏彰. 発声障害に嚥下困難を伴う機能性発声障害に漢方治療で短期間に寛解した一症例. 第67回日本東洋医学会学術総会抄録集.2015.)

파킨슨병의 운동합병증

76세 여성. 8년 전 파킨슨병으로 진단받고 항파킨슨병약을 복용 중이다. 2년전부터 약효마모현상(wearing off phenomenon)이 발생하였으며, 마모현상 시 전신통, 이상운동, 동결보행이 악화되어 내원했다. 동반증상으로는 전신권태감, 식욕부진이 있었다. 기존 항파킨슨병약을 유지하며 육군자탕 엑스제를 투약했다. 4주 후, 마모현상 시의 동결보행, 이상운동이 초진 시 대비 70% 정도 수준으로 감소했다. 그것 만으로도 일상생활이 편해졌다며 육군자탕을 유지했으며, 복용 4개월차에 이르러서는 동결보행이 초진 시 대비 20% 수준으로 감소했다. 7개월차에는 레보도파 사용량을 반으로 감량할 수 있었다.

62세 여성. 10년 전 파킨슨병으로 진단받고, 항파킨슨병약을 복용 중이다. 1년전부터 심한 약물의 혈중농도가 높을 때 발생하는 이상운동(peak dose dyskinesia)이 발생하여 뇌심부자극술(deep brain stimulation)을 추천받았으나 거부 후 한방병원에 내원했다. 전신권태감, 식욕부진을 보였으며, 항상 초조한 얼굴에 식은땀을 흘리는 모습을 보였다. 이에 육군자탕 엑스제와 억간산가후박지실 원내조제 엑스제를 처방했다. 3주 후, 이상운동 발현의 정도가 경감되기 시작하였고, 치료를 지속한 결과, 치료 시작 8주 후, 이상운동 발현의 정도가 초진 시 대비 40% 수준으로 경감되었다. 이 시점부터 기존에 있던 마모현상도 경감되기 시작하였으며, 레보도파 사용량도 기존의 1/3 수준으로 감소했다. 이후 육군자탕 엑스제만을 병용하며 증상을 조절 중이다.

79세 여성. 2년 전 파킨슨병으로 진단받고 항파킨슨병약을 복용 중이다. 1년 전 쯤부터 약물의 혈중농도가 높을 때 발생하는 이상운동이 생겼고, 심한 식욕부진이 동반되었다. 이에 육군자탕 엑스제를 처방했다. 그 결과, 1주 후부터 식욕부진이 대폭 호전되었으며, 1개월 뒤에는 이상운동과 함께 동결보행도 경감되었다. 육군자탕 복용을 지속한 결과, 1년 뒤에는 레보도파 사용량을 1/2까지 감량할 수 있었다.

해설: 파킨슨병 치료의 골드스탠다드는 도파민보충치료(레보도파, 도파민작용제)이다. 하지만, 진단 후 약 5년 정도가 경과하게 되면 도파민보충치료의 효과가 경감되기 시작하며, 이와 관련된 운동합병증이 발생한다. 대표적인 것이 상기 증례에서 볼 수 있었던 마모현상(wearing off)이나 약물농도가 높을 때 발생하는 이상운동(peak dose dyskinesia)이다. 이 기저에는 파킨슨병 환자의 소화관운동저하가 깔려 있다. 파킨슨병 환자는 그 질환 자체만으로도 소화관평활근 운동의 저하를 보인다. 여기에 치료약으로 사용되는 도파민제제의 복용에 의해 소화관운동의 저하가 가중된다. 원래 소화관 운동을 촉진하는 양약의 경우, 위장관 내 도파민 수용체를 차단하는 효과를 가지는데, 항파킨슨병 약제들은 이와 반대 방향으로 작용하기 때문이다. 이 때, 육군자탕은 소화관운동을 활성화함으로써 항파킨슨병약의 효과발현을 촉진하게 된다. 그 결과로 이 증례에서 환자들은 레보도파 용량을 감량할 수 있었던 것이다.

(출처: Kwon Seungwon, Cho Ki-Ho, 後藤博三、藤本誠. パーキンソン病のon-off現象及びpeak-doseジスキネジアに漢方併用治療が有効であった四症例. 第68回日本東洋医学会学術総会抄録集.2016.)

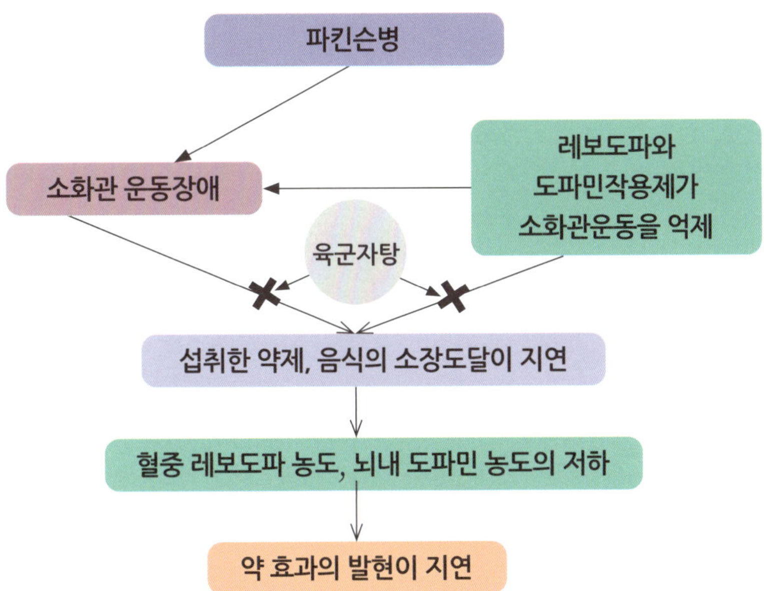

그림13 파킨슨병 환자의 소화관운동저하와 약물효과발현지연, 그리고 육군자탕의 역할

참고문헌

1. 神戸中医学研究会. 中医臨床のための方剤学. 東洋学術出版社. 2018. pp.248.
2. 의약품안전나라. 크라시에 육군자탕. https://nedrug.mfds.go.kr/pbp/CCBBB01/getItemDetail?itemSeq=201310401 (2022.10.15)
3. 花輪 壽彦. 漢方処方ハンドブック. 医学書院. 2019. pp. 437.
4. Takeda H et al. Rikkunshito, an herbal medicine, suppresses cisplatin-induced anorexia in rats via 5-HT2 receptor antagonism. Gastroenterology. 2008;134:2004.
5. Fujitsuka N et al. Selective Serotonin Reuptake Inhibitors Modify Physiological Gastrointestinal Motor Activities via 5-HT2c Receptor and Acyl Ghrelin. Biol Psychiatry. 2009;65:748.
6. Yakabi K et al. Rikkunshito and 5-HT2C receptor antagonist improve cisplatin-induced anorexia via hypothalamic ghrelin interaction. Regulatory Peptides. 2010;161:97.
7. Yakabi K et al. Reduced Ghrelin Secretion in the Hypothalamus of Rats due to Cisplatin-Induced Anorexia. Endocrinology. 2010;151:3773.
8. Matsumura T et.al. The traditional Japanese medicine Rikkunshito increases the plasma level of ghrelin in humans and mice. J Gastroenterol. 2010;45:300.
9. Takeda H et al. Rikkunshito Ameliorates the Aging-Associated Decrease in Ghrelin Receptor Reactivity via Phosphodiesterase III Inhibition. Endocrinology. 2010;151:244.
10. Fujitsuka N et al. Potentiation of ghrelin signaling attenuates cancer anorexia-cachexia and prolongs survival. Transl Psychiatry. 2011;1:.e23.
11. Sadakane C et al. 10-Gingerol, a component of rikkunshito, improves cisplatin-induced anorexia by inhibiting acylated ghrelin degradation. Biochem Biophys Res Commun. 2011;412:506.
12. Hayakawa T et al. Liu-Jun-Zi-Tang, a kampo medicine, promotes adaptive relaxation in isolated guinea pig stomachs. Drugs Exp Clin Res. 1999;25:211.
13. 楠　裕明. 超音波を用いた消化器不定愁訴 (functional dyspepsia) の病態解明. 日本東洋心身医学研究. 2007;22:5.
14. Kusunoki H et al. Efficacy of Rikkunshito, a traditional Japanese medicine (Kampo), in treating functional dyspepsia. Intern Med. 2010;49:2195.
15. Kito Y et al. Properties of Rikkunshi-to (TJ-43)-induced relaxation of rat gastric fundus smooth muscles. Am J Physiol Gastrointest Liver Physiol. 2010;298:G755.
16. Kido T et al. Effects of Rikkunshi-to, a traditional Japanese medicine, on the delay of gastric emptying induced by NG-nitro-L-arginine. J Pharmacol Sci. 2005;98:161.
17. Kawahara H et al. Impact of rikkunshito, an herbal medicine, on delayed gastric emptying in profoundly handicapped patients. Pediatr Surg Int. 2009;25:987.
18. Kurose I, et al. Inhibitors of platelet-activating factor production and granuloyte oxidative activation by Rikkunshi-To in the process of gastric mucosal injury. Pathophysiology. 1995;2:153-159.

19. Goso Y et al. Effects of traditional herbal medicine on gastric mucin against ethanol-induced gastric injury in rats. Comp Biochem Physiol C Pharmacol Toxicol Endocrinol. 1996;113:17.
20. Arakawa T et al. Gastroprotection by Liu-Jun-Zi-Tang (TJ-43): possible mediation of nitric oxide but not prostaglandins or sulfhydryls. Drugs Exp Clin Res. 1999;25:207.
21. Arakawa T et al. Gastroprotection by Liu-Jun-Zi-Tang （TJ-43）: possible mediation of nitric oxide but not prostaglandins or sulfhydryls. Drugs Exp Clin Res. 1999;25:207.
22. 川合　満 外. TDI感作モルモット喘息における胃粘膜血流に対する漢方薬TJ-43(六君子湯)の効果. Ther Res. 1993;14:2061.
23. Kurose I et al. Inhibitions of platelet-activating factor production and granulocyte oxidative activation by Rikkunshi-To in the process of gastric mucosal injury. Pathophysiology. 1995;2:153.
24. Miwa H et al. Rikkunshito, a traditional Japanese medicine, may relieve abdominal symptoms in rats with experimental esophagitis by improving the barrier function of epithelial cells in esophageal mucosa. J Gastroenterol. 2010;45:478.
25. Kawahara H et al. Effects of rikkunshito on the clinical symptoms and esophageal acid exposure in children with symptomatic gastroesophageal reflux. Pediatr Surg Int. 2007;23:1001.
26. 小山 誠次. 古典に生きるエキス漢方方剤学. メディカルユーコン. 2014. pp. 1133.
27. 渡辺 賢治. エビデンス漢方診療. 医歯薬出版. 2018. pp. 28.
28. 中醫笈成. 太平惠民和劑局方. https://jicheng.tw/tcm/book/太平惠民和劑局方 /index.html (2022.10.15)
29. 中醫笈成. 世醫得效方. https://jicheng.tw/tcm/book/世醫得效方/index.html (2022.10.15)
30. 中醫笈成. 醫學正傳. https://jicheng.tw/tcm/book/醫學正傳/index.html (2022.10.15)
31. 中醫笈成. 薛氏醫案. https://jicheng.tw/tcm/book/薛氏醫案/index.html (2022.10.15)
32. 中醫笈成. 萬病回春. https://jicheng.tw/tcm/book/萬病回春/index.html (2022.10.15)
33. 中醫笈成. 太平聖惠方. https://jicheng.tw/tcm/book/太平聖惠方/index.html (2022.10.15)
34. 中醫笈成. 楊氏家藏方. https://jicheng.tw/tcm/book/楊氏家藏方/index.html (2022.10.15)
35. 中醫笈成. 嚴氏濟生方. https://jicheng.tw/tcm/book/嚴氏濟生方 /index.html (2022.10.15)
36. 한의학고전DB. 동의보감. https://mediclassics.kr/books/8 (2022.10.15)
37. 한의학고전DB. 의종금감 외과심법요결. https://mediclassics.kr/books/100 (2022.10.15)
38. 한의학고전DB. 급유방. https://mediclassics.kr/books/6 (2022.10.15)
39. 한의학고전DB. 광제비급. https://mediclassics.kr/books/4 (2022.10.15)
40. 한의학고전DB. 의감중마(목판본). https://mediclassics.kr/books/51 (2022.10.15)
41. 한의학고전DB. 제세보감. https://mediclassics.kr/books/68 (2022.10.15)
42. 原澤 茂, 外. 運動不全型の上腹部愁訴(dysmotility-like dyspepsia)に対するTJ-43六君子湯の多施設共同市販後臨床試験; 二重盲検群間比較法による検討. 医学のあゆみ. 1998;187:207-229.
43. Shiratori M et al. Effect of rikkunshito on gastric sensorimotor function under distention. Neurogastroenterol Motil. 2011;23:323.
44. Tominaga K et al. Rikkunshito improves symptoms in PPI-refractory GERD patients: a pro-

spective, randomized, multicenter trial in Japan. J Gastroenterol. 2012;47(3):284.
45. Tominaga K et al. A randomized, placebo-controlled, double-blind clinical trial of rikkunshito for patients with non-erosive reflux disease refractory to proton-pump inhibitor: the G-PRIDE study. J Gastroenterol. 2014;49(10):1392.
46. Tominaga K et al. Rikkunshito simultaneously improves dyspepsia correlated with anxiety in patients with functional dyspepsia: A randomized clinical trial (the DREAM study). Neurogastroenterol Motil. 2018;30:e13319.
47. Arai M et al. Rikkunshito improves the symptoms in patients with functional dyspepsia, accompanied by an increase in the level of plasma ghrelin. Hepatogastroenterology. 2012;59:62.
48. Arai M, et al. Rikkunshito improves the symptoms in patients with functional dyspepsia, accompanied by an increase in the level of plasma ghrelin. Hepatogastroenterology. 2012;59:62-66.
49. Suzuki H, et al. Randomized clinical trial: rikkunshito in the treatment of functional dyspepsia—a multicenter, double-blind, randomized, placebo-controlled study. Neurogastroenterol Motil. 2014;26:950-961.
50. 三好秋馬 外. 胃炎 (急性胃炎および慢性胃炎の急性増悪期) に対するTJ-43ツムラ六君子湯の臨床評価 -水溶性アズレン配合剤を対照薬とした多施設比較試験-診断と治療. 1991;79:789.
51. 佐藤純一 外. 慢性胃炎に伴う上腹部不定愁. 訴に対するTJ-43ツムラ六君子湯の多施設臨床評価. Prog Med. 1991;11:1633.
52. 竹本忠良 外. 上腹部愁訴を有する胃炎に対するTJ-43ツムラ六君子湯の臨床的有用性の検討 -セトラキサートを対照薬とした多施設比較試験-消化器科. 1990;12:223.
53. Tastsuta M, et al. Effect of treatment with Liu-Jun-Zi-Tang (TJ-43) on gastric emptying and gastrointestinal symptoms in dyspeptic patients. Aliment Pharmacol Ther. 1993;7:459-462.
54. Otake K et al. Efficacy of the Japanese herbal medicine rikkunshito in infants with gastroesophageal reflux disease. Pediatr Int. 2015;57:673.
55. 小出明範. 胃食道逆流症(GERD)に対する六君子湯の有用性; PPIとの併用により消化不良症状などがさらに改善し、QOLが向上. Medical Tribune インターネット速報(DDW). 2005:6-7.
56. Kawai T et al. Effects of rikkunshito on quality of life in patients with gastroesophageal reflux disease refractory to proton pump inhibitor therapy. J Clin Biochem Nutr. 2017;60:143.
57. Sakata Y et al. Clinical characteristics of elderly patients with proton pump inhibitor-refractory non-erosive reflux disease from the G-PRIDE study who responded to rikkunshito. BMC Gastroenterol. 2014;14:116.
58. Odaka T et al. Esophageal Motility and Rikkunshito Treatment for Proton Pump Inhibitor-Refractory Nonerosive Reflux Disease: A Prospective, Uncontrolled, Open-Label Pilot Study Trial. Curr Ther Res Clin Exp. 2017;84:37-41.
59. Tominaga, K. et al. A randomized, placebo-controlled, double-blind clinical trial of Rikkunshito for patients with non-erosive reflux disease refractory to proton-pump inhibitor: The G-Pride study. J Gastroenterol. 2014;49:1392)

60. 小出明範. NERD(内視鏡陰性GERD)にたいする新たな治療法の確立；六君子湯の可能性. MedicalQ. 2006:187.
61. Tominaga K, et al. Rikkunshito improves symtpoms in PPI-refractory GERD patients: a prospective, randomized, multi-center trial in Japan. J Gastroenterol. 2012;47:284-292.
62. Nakano S et al. Efficacy of proton pump inhibitor in combination with rikkunshito in patients complaining of globus pharyngeus. J Med Invest. 2016;63(3-4):227.
63. Tokashiki R et al. Rikkunshito improves globus sensation in patients with proton-pump inhibitor-refractory laryngopharyngeal reflux. World J Gastroenterol. 2013;19:5118.
64. Uehara R. et al. Characteristics of gastrointestinal symptoms and function following endoscopic submucosal dissection and treatment of the gastrointestinal symptoms using rikkunshito. Exp Ther Med. 2013;6:1083
65. Takahashi T et al. Effect of rikkunshito, a chinese herbal medicine, on stasis in patients after pylorus-preserving gastrectomy. World J Surg. 2009;33:296.
66. Gunji S et al. Effects of rikkunshito, a kampo medicine, on quality of life after proximal gastrectomy. J Surg Res. 2013;185:575.
67. 水野修吾 外. 胃癌切除後の消化器症状に対するツムラ六君子湯の術後早期投与効果-逆流性食道炎を中心として- Prog Med. 2001;21:1366.
68. 黒田浩明 外. GERと漢方-RI法による検討-. 小児外科. 2005;37:279.
69. Nakamura M et al. The effects of rikkunshito on body weight loss after esophagectomy. J Surg Res. 2016;204:130.
70. Morishige KI. Traditional herbal medicine, Rikkunshito, for chemotherapy-induced nausea and vomiting. J Gynecol Oncol. 2017;28(5):e57.
71. Ohnishi S et al. Additive effect of rikkunshito, an herbal medicine, on chemotherapy-induced nausea, vomiting, and anorexia in uterine cervical or corpus cancer patients treated with cisplatin and paclitaxel: results of a randomized phase II study (JORTC KMP-02). J Gynecol Oncol. 2017;28:e44.
72. Fujitsuka N et al. Rikkunshito, a ghrelin potentiator, ameliorates anorexia-cachexia syndrome. Front Pharmacol. 2014;5:271.
73. Fujitsuka N et al. Efficacy of ghrelin in cancer cachexia: clinical trials and a novel treatment by rikkunshito. Crit Rev Oncog. 2012;17:277.
74. Ohno T et al. Rikkunshito, a traditional Japanese medicine, suppresses cisplatin induced anorexia in humans. Clin Exp Gastroenterol. 2011;4:291-296.
75. Seike J et al. A new candidate supporting drug, rikkunshito, for the QOL in advanced esophageal cancer patients with chemotherapy using docetaxel/5-Fu/CDDP. Int J Surg Oncol. 2011:1.
76. Oteki T et al. Effect of rikkunshi-to treatment on chemotherapy-induced appetite loss in patients with lung cancer: A prospective study. Exp Ther Med. 2016;11:243-246.

77. 奥野 聰子, 外. 臨床経験術後悪心・嘔吐(PONV)に対する六君子湯による予防的治療. 麻酔. 2008;57:1502-1509.
78. Yagi M et al. The herbal medicine Rikkunshi-to stimulates and coordinates the gastric myoelectric activity in post-operative dyspeptic children after gastrointestinal surgery. Pediatr Surg Int. 2004;19:760.
79. Hayakawa M, et al. Effects of Rikkunshito (traditional Japanese medicine) on enteral feeding and the plasma ghrelin level in critically ill patients: a pilot study. J Intensive Care. 2014;2:53.
80. 伏木 弘 外. 六君子湯(TJ-43) 併用投与による妊婦貧血治療のための経口鉄剤の副作用軽減の試み. 産婦人科漢方研究のあゆみ. 2003;20:138.
81. Oka T et al. Rikkunshi-to attenuates adverse gastrointestinal symptoms induced by fluvoxamine. Biopsychosocial Medicine. 2007;1:21.
82. 岡 孝和. 六君子湯によるSNRI(ミルナシプラン)誘発性消化器症状に対する改善効果および抗うつ効果の可能性. Medical Tribune. 2008;41:82.
83. 田中政彦 外. 消炎鎮痛剤使用下消化器症状に対する六君子湯の有用性について. 日本東洋医学雑誌. 1993;44:1.
84. Utumi, Y. et al. Effect of Rikkunshi - to on appetite loss found in elderly dementia patients: a preliminary study. Psychogeriatrics. 2011;11:34.
85. Yakabi K et al. Open Label Trial of the Efficacy and Safety Profile of Rikkunshito used for the Treatment of Gastrointestinal Symptoms in Patients with Parkinson's Disease: A Pilot Study. Curr Ther Res Clin Exp. 2017;87:1-8.
86. Hayakawa M et al. Effects of Rikkunshito (traditional Japanese medicine) on enteral feeding and the plasma ghrelin level in critically ill patients: a pilot study. J Intensive Care. 2014;2:53.
87. 中山毅, 他. 六君子湯は妊娠悪阻による悪心嘔吐や食欲低下を軽減する. Kampo Med. 2017;68(2):105-110.
88. 日本東洋医学会. Clinical Practice Guideline Containing kampo Products in Japan 2019. A-2 心身症診断・治療ガイドライン 2006 . https://www.jsom.or.jp/medical/ebm/cpg/pdf/A02.pdf (2022.10.15)
89. 日本東洋医学会. Clinical Practice Guideline Containing kampo Products in Japan 2019. A-13 機能性消化管疾患診療ガイドライン 2014
機能性ディスペプシア (FD). https://www.jsom.or.jp/medical/ebm/cpg/pdf/A13.pdf (2022.10.15)
90. 국가한의임상정보포털. 기능성 소화불량 한의표준임상진료지침. https://nikom.or.kr/nckm/module/practiceGuide/viewPDF.do?guide_idx=154 (2022.10.15)
91. 日本東洋医学会. Clinical Practice Guideline Containing kampo Products in Japan 2019. A-11 胃食道逆流症 (GERD) 診療ガイドライン 2015 (改訂第 2 版). https://www.jsom.or.jp/medical/ebm/cpg/pdf/A11.pdf (2022.10.15)
92. 국가한의임상정보포털. 과민대장증후군 한의표준임상진료지침. https://nikom.or.kr/nckm/module/practiceGuide/viewPDF.do?guide_idx=218 (2022.10.15)
93. 日本東洋医学会. Clinical Practice Guideline Containing kampo Products in Japan 2019. B-26 急性呼吸不全による人工呼吸患者の栄養

管理ガイドライン 2011 年版. https://www.jsom.or.jp/medical/ebm/cpg/pdf/B26.pdf (2022.10.15)
94. 日本東洋医学会. Clinical Practice Guideline Containing kampo Products in Japan 2019. B-31 日本版重症患者の栄養療法ガイドライン. https://www.jsom.or.jp/medical/ebm/cpg/pdf/B31.pdf (2022.10.15)
95. 日本東洋医学会. Clinical Practice Guideline Containing kampo Products in Japan 2019. B-50 高齢者の安全な薬物療法ガイドライン 2015. https://www.jsom.or.jp/medical/ebm/cpg/pdf/B50.pdf (2022.10.15)
96. 日本東洋医学会. Clinical Practice Guideline Containing kampo Products in Japan 2019. B-2 がん患者の消化器症状の緩和に関するガイドライン 2017 年版. https://www.jsom.or.jp/medical/ebm/cpg/pdf/B02.pdf (2022.10.15)
97. 국가한의임상정보포털. 암 관련 증상 한의표준임상진료지침. https://nikom.or.kr/nckm/module/practiceGuide/viewPDF.do?guide_idx=144 (2022.10.15)
98. 日本東洋医学会. Clinical Practice Guideline Containing kampo Products in Japan 2019. B-5 がんの補完代替療法クリニカル・エビデンス
2016 年版. https://www.jsom.or.jp/medical/ebm/cpg/pdf/B05.pdf (2022.10.15)
99. 日本東洋医学会. Clinical Practice Guideline Containing kampo Products in Japan 2019. C-12 摂食障害治療ガイドライン. https://www.jsom.or.jp/medical/ebm/cpg/pdf/C12.pdf (2022.10.15)
100. 日本東洋医学会. Clinical Practice Guideline Containing kampo Products in Japan 2019. C-13 小児科医のための摂食障害診療ガイドライン -小児心身医学会ガイドライン集 改訂第 2 版. https://www.jsom.or.jp/medical/ebm/cpg/pdf/C13.pdf (2022.10.15)
101. 日本東洋医学会. Clinical Practice Guideline Containing kampo Products in Japan 2019. B-47 くり返す子どもの痛みの理解と対応ガイドライン -小児心身医学会ガイドライン集 改訂第 2 版. https://www.jsom.or.jp/medical/ebm/cpg/pdf/B47.pdf (2022.10.15)
102. 日本東洋医学会. Clinical Practice Guideline Containing kampo Products in Japan 2019. A-26 全身性強皮症 診断基準・重症度分類・診療ガイドライン. https://www.jsom.or.jp/medical/ebm/cpg/pdf/A26.pdf (2022.10.15)
103. 日本東洋医学会. Clinical Practice Guideline Containing kampo Products in Japan 2019. C-18 脳性麻痺リハビリテーションガイドライン 第 2 版. https://www.jsom.or.jp/medical/ebm/cpg/pdf/C18.pdf (2022.10.15)
104. 국가한의임상정보포털. 중풍 한의표준임상진료지침. https://nikom.or.kr/nckm/module/practiceGuide/viewPDF.do?guide_idx=159 (2022.10.15)
105. 日本東洋医学会. Clinical Practice Guideline Containing kampo Products in Japan 2019. C-27 難治性喘息 診断と治療の手引き 2019. https://www.jsom.or.jp/medical/ebm/cpg/pdf/C27.pdf (2022.10.15)
106. 小山 誠次. 古典に生きるエキス漢方方剤学. メディカルユーコン. 2014. pp. 1136
107. Nahata M, et al. Influence of food on the gastric motor effect of the Kampo medicine rikkunshito in rat. Neurogastroenterol Motil. 2018;30(2).

2 보중익기탕 면역기능 부활자!

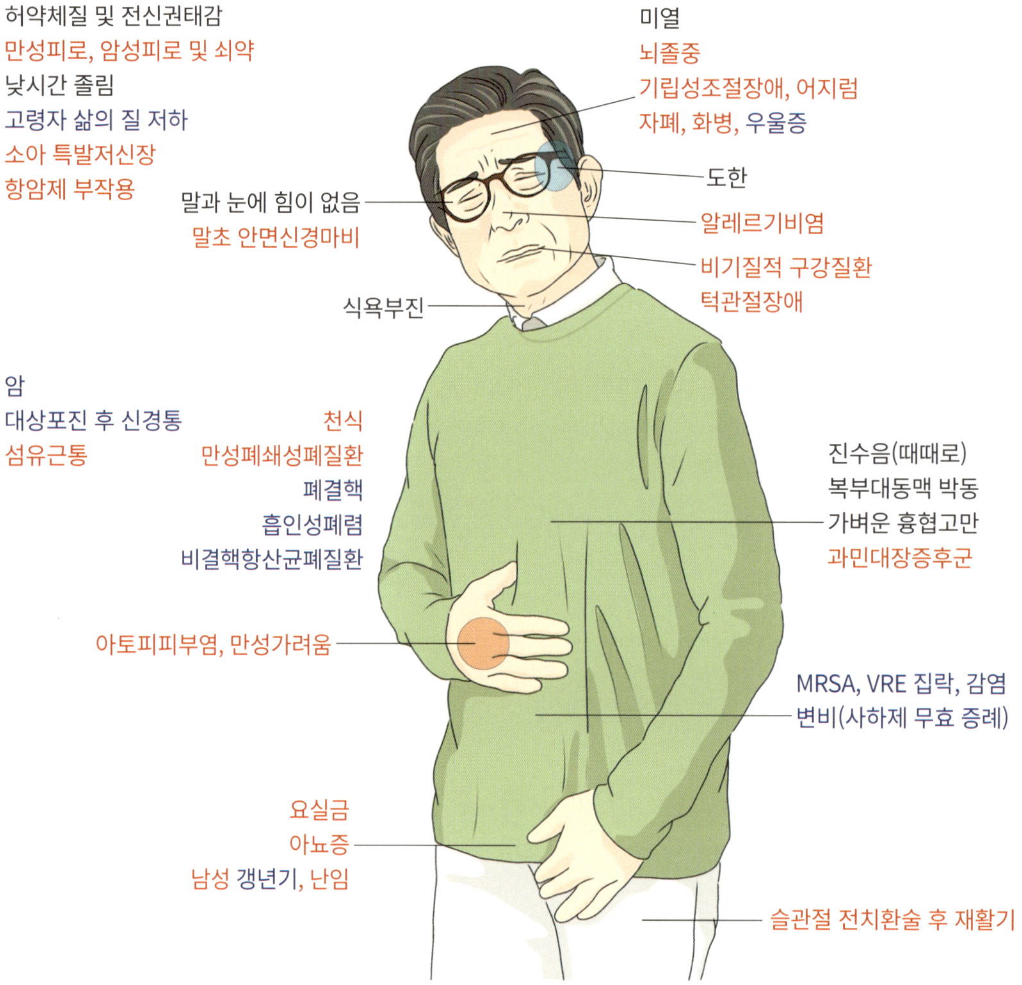

검은색 보중익기탕증의 전형 증후
청 색 임상연구를 통해 확인된 보중익기탕증의 증후/질환
적 색 임상진료지침에 수록된 보중익기탕증의 증후/질환

그림 14 현대 보중익기탕증
(佐藤 弘, 木村 容子, 漢方スクエア 編集部. 絵でわかる漢方処方. 南山堂. 2022. pp. 224. 개정인용.)

대표 증례 83세 남성

반복적으로 발생하는 인두통으로 본원에 자주 내원한다.
이번 여름에도 평소처럼 인두통으로 내원했다. 이번에는 반팔을 입어서인지 팔이 드러났는데, 피부가 건조하며 붉었다. 궁금해서 물어보니 평상시에는 가려워 동네 피부과에서 바셀린과 항히스타민제를 처방받아 사용하고 있지만, 잘 낫지 않고 하얀 껍질이 술술 벗겨질 정도로 건조함이 심했다. "혹시 이것도 치료할 수 있나요?"라고 하여, "한번 해보죠"라는 말과 함께 치료를 진행했다.
키 140cm, 체중 36kg으로 매우 말랐으며 항상 식욕이 없고 피로감을 잘 느낀다. 보중익기탕 엑스제를 2주간 복용하도록 했다. 2주 후 "이제 피부에 윤기가 생겼어요. 가렵지도 않아요". 일단 치료에 만족하여 60일간 그대로 유지했다. 60일 뒤, 피부상태는 더욱 개선되어 건조함과 발적경향도 사라졌다. 식욕과 피로감도 개선된다며 복용을 지속하길 희망하여 현재도 복용 중이다.

보중익기탕(補中益氣湯)은 대표적인 보제 중 하나로 사군자탕 같은 기본 보기약(補氣藥)과는 달리 소화흡수기능 개선은 물론, 전신 기력증강효과가 강화되어 있으며, 이를 토대로 소염, 해열, 해독작용도 낼 수 있도록 설계되어 있다. 이는 이 처방이 처음 설계되던 중국 원대(元代)의 시대상을 반영한 것이다. 당시 전란이 격심했고, 사람들은 가혹한 노동과 빈곤 때문에 주로 "내상병(內傷病)"에 빠졌다. 전신 기력저하, 그 자체로 인한 증상과 함께 항병능력 저하에 따른 각종 감염이 발생하게 된 것이다. 이에, 이동원(李東垣, 1180~1251)은 기존 유장의학류(劉張醫學流)의 "몸을 과격하게 손상시키는 치료법"은 더 이상 도움이 되지 않는다며 비위(脾胃)의 작용을 보충하여 높여주는 것의 중요성을 주장하게 되었다. 그 의론(醫論)의 핵심이 바로 보중익기탕이다. 이후 약 750년의 시간동안 빈용 한약처방으로 활용되어 왔고, 현재, 보중익기탕은 체력저하, 식욕부진, 전신권태감을 주요 증후로 하는 다양한 질환과 상황에 응용되고 있다.

보중익기탕 개요

보중익기탕은 황기, 인삼, 백출, 당귀, 진피, 감초, 시호, 승마, 생강, 대조로 구성된다. 『중의임상을 위한 방제학』에 따르면, 본 처방의 주치와 효능은 다음과 같다[1].

주치 기허하함(氣虛下陷), 기허발열(氣虛發熱)

효능 보중익기(補中益氣), 승양거함(昇陽擧陷), 감온제대열(甘溫除大熱)

처방구조 분석

보중익기탕은 기허하함(氣虛下陷) 또는 기허발열(氣虛發熱) 상태에 활용하는 처방으로 그림 7과 같이 크게 4가지 작용의 묶음으로 구성되어 있다. 기허하함은 신체기능저하로 각종 장기와 조직이 과도한 이완상태에 빠져 무력상태에 이른 병태로, 전신 체력저하, 골격근 및 평활근의 긴장저하로 인한 증상(소화기능약화, 항문 및 요도괄약근 약화)을 일으킨다. 이러한 신체기능의 약화가 원인이 되어 발생하는 발열이나 감염이 있을 때, 이를 기허발열이라고 한다. 이것을 해결하는데 주도적 역할을 하는 것은 단연 황기이다. 이 황기의 작용을 인삼-백출-진피-감초 조합이 소화흡수 및 소화관 운동 호전기능을 통해 보조하고 있다. 당귀-대조 조합은 인삼-백출-진피-감초 조합과 별개로 보혈활혈(補血活血)하는 작용을 통해 혈류를 개선하고 이를 통해 과이완상태 회복을 보조한다. 마지막으로 시호-승마는 승제작용(昇提作用)과 항염증작용을 통해 근육긴장도 정상화와 무력상태 회복, 무력상태에 부수적으로 발생한 신체 내 염증상태의 개선을 돕고 있다.

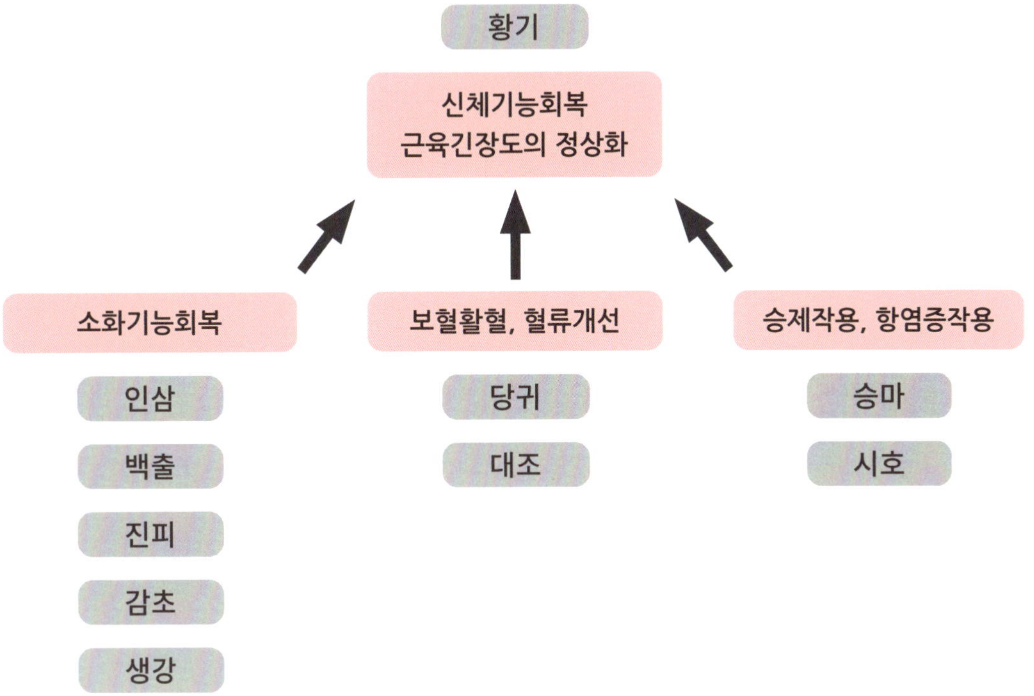

그림 15 보중익기탕 처방구조의 분석
(滝沢 健司. 図解・表解方剤学. 東洋学術出版社. 2018. pp. 237. 개정인용.)

제제약 효능효과

한국과 일본의 식약처에서는 보중익기탕의 이러한 특성을 반영하여 표 2-1과 같이 엑스제의 적응증을 규정하고 있다[2,3].

표 6 보중익기탕 엑스제의 적응증[2,3]

한 국	원기가 없고 위장 기능이 쇠약해져 피로하기 쉬운 다음 증상: 허약체질, 피로권태, 병후쇠약, 식욕감퇴(식욕부진), 도한(盜汗, 야간에 자는 동안 땀이 나지만 느끼지 못하고 깨어나면 땀이 그치는 증상)
일 본	소화기능이 쇠약해져, 사지권태감이 심한 허약체질자의 다음 증상: 여름탐, 병후 체력증강, 결핵, 식욕부진, 위하수, 감기, 치질, 탈항, 자궁하수, 음위(陰萎), 반신불수, 다한증

주요 약리작용

보중익기탕은 면역억제 상태 개선작용[4-6], 자연 살해 세포(natural killer cell, NK세포) 활성화 증강작용[7], 면역기능 회복에 따른 항종양효과[8-18] 같이 주로 면역 관련 기전을 가지고 있으며, 이 외 산화스트레스 감소작용과 항염증작용[19-24]도 가지고 있다. 이러한 약리기전을 토대로 보중익기탕은 만성염증성질환이나 알레르기질환에 많이 활용되고 있다.

보중익기탕을 활용할 수 있는 대표적인 증상을 꼽아보자면 바로 전신권태감일 것인데, 아직까지 전신권태감 자체의 발생기전 자체가 명확히 밝혀져 있지 않다. 하지만 암 환자의 전신권태감으로 그 범위를 좁히면 염증성 사이토카인이 원인 중 하나인 것으로 알려져 있다[25,26]. 보중익기탕은 바로 암 환자나 감염증 환자에서 염증성 사이토카인에 작용하여 전신권태감을 개선하는 기전을 가지고 있는 것으로 추정되고 있기도 하다[7].

코로나19 팬데믹을 겪은 최근에는 보중익기탕의 감염예방작용, 특히 항바이러스작용[27-35]에 많은 사람들이 주목을 하고 있는데, 그림 16과 같이 바이러스의 체내 유입경로를 다각도에서 차단함으로써 항바이러스작용을 하는 것으로 추정하고 있다.

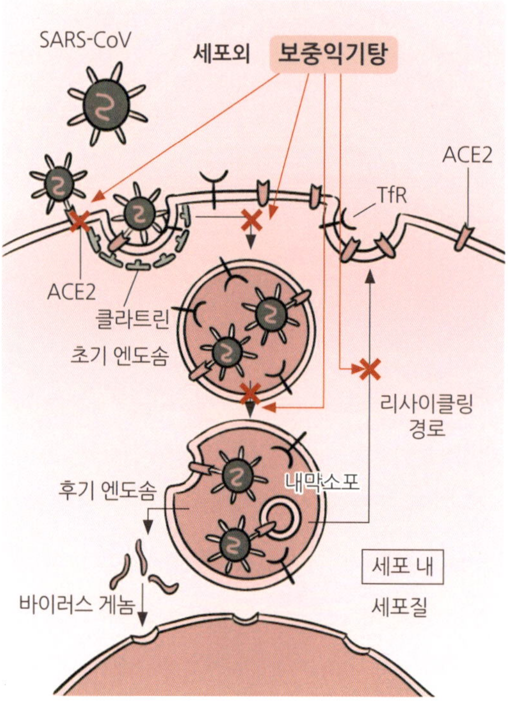

그림 16 보중익기탕의 항바이러스작용 기전

SARS-CoV: Severe acute respiratory syndrome coronavirus, ACE2: angiotensin converting enzyme 2
(新井一郎. 漢方薬のストロング・エビデンス. じほう. 2018. pp. 324. 개정인용.)

보중익기탕 활용의 발전사 (표 7, 그림 14, 17 참조)

(중)『내외상변혹론』(1247)
감온제대열
(甘溫除大熱)의
처방으로 첫 등장!

(중)『의학입문』(1575)
"외감 육경병"에 맞춰
가감하여 사용하는
방법 제시

(중)『의방고』(1584)
당귀가 설사를 일으킬
수 있음을 제안
"설사에는 당귀를 빼고 사용"

(한)『동의보감』(1610)
전신허약기반 다양한
증후에 활용
"노인보양, 설사, 변혈, 탈항, 발한장애, 관격, 비뇨기 증상"

(중)『외과정종』(1617)
궤양치료효과로 활용
"보중익기탕 합 생맥산"

(일)『요치경험필기』(1700')
보중익기탕 적용 8구결
"수족권태, 언어경미, 안세무력, 구중백말, 음식무미, 호열탕, 제동계, 맥산대무력"

(중)『의종금감』(1742)
각종 만성염증에 활용
"부비동염, 치은염, 인후궤양, 복부농양, 유옹, 위옹, 치질 등"

(한)『급유방』(1749)
소아 성장장애,
허약소아에 활용

(한)『광제비급』(1790)
의식장애
"노궐, 주궐, 과로로 인한 수면장애"

종합
'전신허약 +
(그로 인한)
염증'이 기저에 있
다면
다양한 분야에 활용
의왕탕(醫王湯) 소시호탕의 허증방

임상근거
알레르기질환, 폐렴,
만성폐쇄성폐질환
폐결핵, 비결핵항산균폐질환
각종 암
대상포진 후 신경통
생식기 헤르페스 감염
아토피피부염, 창상
뇌졸중
허약 고령자(삶의 질 개선,
VRE 집락해제)
비뇨기계 문제, 우울증 등

임상진료지침
천식 (일), 만성폐쇄성폐질환 (일)
알레르기비염 (일)/(한)
아토피피부염 (일), 만성가려움 (일)
요실금 (일)/(한), 남성난임 (일)
기립성 조절장애 (일), 야뇨증 (일)
소아 특발성 저신장 (일)
암성피로 및 쇠약 (한), 항암제 부작용 (한)
과민대장증후군 (한), 비기질적 구강질환 (한)
뇌졸중 (한), 말초성 안면마비 (한),
어지럼 (한) 자폐스펙트럼 (한), 화병 (한)
섬유근통 (일), 턱관절장애 (한),
슬관절 전치환술 후 (한), 만성피로 (한)

그림 17 보중익기탕 활용의 연대표

(일): 일본문헌, (중): 중국문헌, (한): 한국문헌

보중익기탕은 앞서 언급한 이동원의 **『내외상변혹론(內外傷辨惑論), 1247년』에 처음 등장**한다[36]. 극심한 영양불량, 체력결핍, 비위생적인 환경에 놓여있던 사람들이 감염병에 걸렸거나 소모성상태에 놓여 발열할 때, 기존의 땀을 내거나, 사하시키는 방식의 치료로는 치료가 되지 않음에 착안하여 등장했다. 당시 이러한 치료법은 획기적인 것으로 평가받았는데, 그는 창방 취지를 "감온제(甘溫劑)로 그 속을 보하고, 양(陽)을 올리며, 감한(甘寒)으로 화(火)를 사해야 비로소 나을 수 있다..."라고 설명했다. 또 다른 이동원의 저작인 『비위론(脾胃論)』에서도 보중익기탕의 창방의도를 뒷받침 할 만한 문구가 등장하는데, "경(經)에서 이르길, 노자온지 (勞者溫之), 손자익지 (損者益之)"라 했고, 비위의 내상에 의한 대열(大熱)에는 온제(溫劑)가 좋은 효과를 보이기 때문에 보중익기탕을 만들었다고 설명하기도 했다[37].

이후, 중국 명대(明代) 이천(李梴)이 출간한 **『의학입문(醫學入門) 상한용약부(傷寒用藥賦), 1575년』**에는 **외감 육경병에 맞춰 보중익기탕을 가감하여 사용하는 방법**이 제시되었는데[38], 이는 내상감염병에 대한 보중익기탕의 첫 가감법 제시에 해당하며, 면역력 저하로 인한 감염증을 치료하기 위해 세팅된 처방의 의도를 보다 확대 전개한 것이다.

많은 사람들이 보중익기탕은 소화기능이 저하된 것을 개선하는 처방으로 이해하여 복용 시 설사가 발생하는 상황을 잘 이해하지 못하곤 한다. 하지만, 보중익기탕 복용 시 설사 발생은 구성약재 중 하나인 당귀에 의한 것이다. 그 의견을 최초로 제시한 것이 중국 명대 오곤(吳崐)이 1584년에 편찬한 **『의방고(醫方考)』**이다. 이 책의 설사문(泄瀉門)에서는 '보중익기탕거당귀방'을 설사 치료에 사용할 수 있다고 제시하며, **당귀가 오히려 설사를 유발할 수 있음**을 언급했다[39]. 이는 보중익기탕 용약 시 주의사항을 제시했다는 의의가 있겠다.

1610년 조선에서 간행된 허준(許浚)의 **『동의보감(東醫寶鑑)』**에서는 노인보양(老人保養)하는 처방 중 하나로 보중익기탕을 제안했는데, 늘 지치고 힘들어 하는 경우 활용할 것을 제안했다[40]. 이 때 약 처방과 함께 죽을 먹여 조리해야 한다는 생활조리법까지 함께 제안되어 있다. 이 외 각종 증후와 병태에 대한 활용법이 등장한다. 하나하나 살펴보면, 당연히 가장 대표적인 소화기증상인 설사에 활용되었으며, 장기화된 변혈로 원기가 아래로 처진 경우, 탈항에도 활용되었다. 내상으로 인해 발생한 자한(발한장애)에도 추천되는데, 계지탕은 외감풍사, 황기건중탕은 외감기허로 인한 자한, 보중익기탕은 내상기허로 인한 자한에 사용할 수 있다는 이동원의 문장을 인용하기도 했다. 여성의 조기폐경과 관련된 기록도 존재하는데 위가 약해 혈이 말라 월경이 중단되었다면 보중익기탕에 천궁, 생지황, 천화분을 함께 사용할 수 있다고 했다. 현대의 신부전 상태와 유사한 관격(關格)에도 보중익기탕이 등장한다. 비뇨기문제에도 등장하는데, 허증 상태의 임병(淋病), 적백탁(赤白濁), 성기소양감, 음부돌출, 성생활 시 성기출혈, 소변이 대변으로 나오는 교장증, 물을 마시면 바로 소변을 보는 증상에도 보중익기탕이 응용되었다. 또한, 원 처방의 의도였던 내상감염 상태에 대한 언급도 다수 존재한다. 이 외 청각소실상태인 이롱(耳聾), 감각장애인 마목(痲木), 음주 후 숙취(두통, 구토, 현훈이 있을 때)에 대한 활용도 찾아볼 수 있다.

중국 청대(淸代)의 진실공(陳實功)이 1617년 편찬한 **『외과정종(外科正宗)』**에는 보중익기탕의 활용범위를 보다 넓히는 기록이 등장한다[41]. 바로 **궤양치료효과**이다. 이 책에서는 보중익기탕 합 생맥산을 허증 궤양치료 처방으로 제시하였는데, 상처유합효과로 응용한 기록으로는 최초이다. 현대 한의임상에서도 이 내용이 꾸준히 계승되어 보중익기탕 또는 보중익기탕에 황기 용량을 증량한 처방을 활용한 궤양 또는 욕창치료 증례가 종종 보고되고 있다.

이후, 허증 감염증상에 활용할 수 있다는 기본 적응증은 유지하며, 임상에 팁이 될 수 있는 조문들이 지속적으로 제시되었다. 일본의 미나세 도산이 저술한 『계적집(啓迪集), 1649년』에서는『동의보감』과 비슷하게 노인제증대저(老人諸證大抵)에 노인질환 상용처방 중 하나로 보중익기탕을 제시했다[42]. 동시에 상기(上氣) 경향을 보이는 사람에게는 부적합하다는 금기증도 제시해두었다. 또한, **쯔다 겐센(1737-1809)이 저술한 『요치경험필기(療治經驗筆記)』**에는 지금도 유명한 **보중익기탕 적응 8구결(수족권태, 언어경미, 안세무력, 구중백말, 음식무미, 호열탕, 제동계, 맥산대무력)**이 소개되었는데[43], 이 내용은 현대 한의임상에서도 꽤 유용한 구결로 평가받고 있다. 동시에 보중익기탕의 효과가 부족하다고 평가될 때, 보중익기탕**가부자**를 사용할 수 있음을 제시하여 효과를 증강시키는 구체적인 방법도 제시했다.

중국 청대(淸代)의 **『의종금감(醫宗金鑑), 1742년』**의 "외과심법요결"에는『외과정종』에서 지적되었던 궤양치유효과 외에도 이를 발전시켜 **만성화된 염증에 대한 처방으로 활용**했다[44]. 그 결과, 장기화된 부비동염, 치은염(치은부가 짓무르며 출혈이 멈추지 않는 경우), 만성 인후궤양(慢喉風), 복부농양 또는 복부감염증에 해당하는 것으로 보이는 유옹(幽癰)과 위옹(胃癰), 치질 등에 활용된 기록이 남아있다.

소아과에서의 활용도 눈에 띈다. 1749년 조선의 조정준(趙廷俊)이 저술한 **『급유방(及幼方)』**에서는 신전(囟塡, 숫구멍이 부어오른 병증), 신함(숫구멍이 꺼져버림), 두연(머리를 똑바로 세우지 못함), 신연(살이 없고 피부가 푸석푸석하며 살이 붙지 않음), 허열 같이 **소아의 성장장애와 허약한 소아**에게 나타날 수 있는 다양한 문제에 보중익기탕과 그 가감방을 사용할 수 있다고 언급했다[45]. 신경계 증후에 대한 기록도 있다. 1790년 조선의 이경화(李景華)가 저술한 **『광제비급(廣濟秘笈)』에는 의식장애에 해당하는 노궐(勞厥)과 주궐(酒厥), 과로로 인해 발생한 수면과다**에 보중익기탕 사용이 추천되었다[46].

이렇게 보중익기탕은 그 뛰어난 효과를 인정받아 **의왕탕(醫王湯)**이라는 별명을 가지고 있는데, 이는 **아사다 소하쿠의 『물오약실방함구결(勿誤藥室方函口訣), 1878년』**에서 나온 이야기이다[47]. 이 책에서는 항염증효과를 보이는 대표 처방인 소시호탕증에 허후(虛候)를 보이는 경우 보중익기탕을 사용할 수 있음을 언급했다. 보중익기탕을 허증용 시호제 처방으로 분류한 사례이다. 『동의잡록(東醫雜錄)』으로 유명한 야마모토 이와오 역시 영양실조에 따른 체력저하 상태에서 역병에 감염된 경우에 사용한 처방으로 생각했다[47]. 모두 허약해진 사람의 감염상태에 활용 가능한 처방임을 재확인한 것이다.

이러한 발전사를 토대로 최근 보중익기탕은 일단 체력증강제로 사용되고 있으며, 이외 허약 고령자의 삶의 질, 만성폐쇄성폐질환(chronic obstructive pulmonary disease, COPD) 환자의 전신상태(그림10 참조), 암에 동반된 피로, 수술침습에 따른 수술 후 생체 염증반응 억제, 기허형 아토피피부염 치료, 영양상태 불량에 따른 욕창 치료, 각종 감염질환 치료와 예방에 유효할 수 있다는 등의 임상근거를 확보하고 있다. 주요 임상연구의 결과를 요약하면 표 7과 같다.

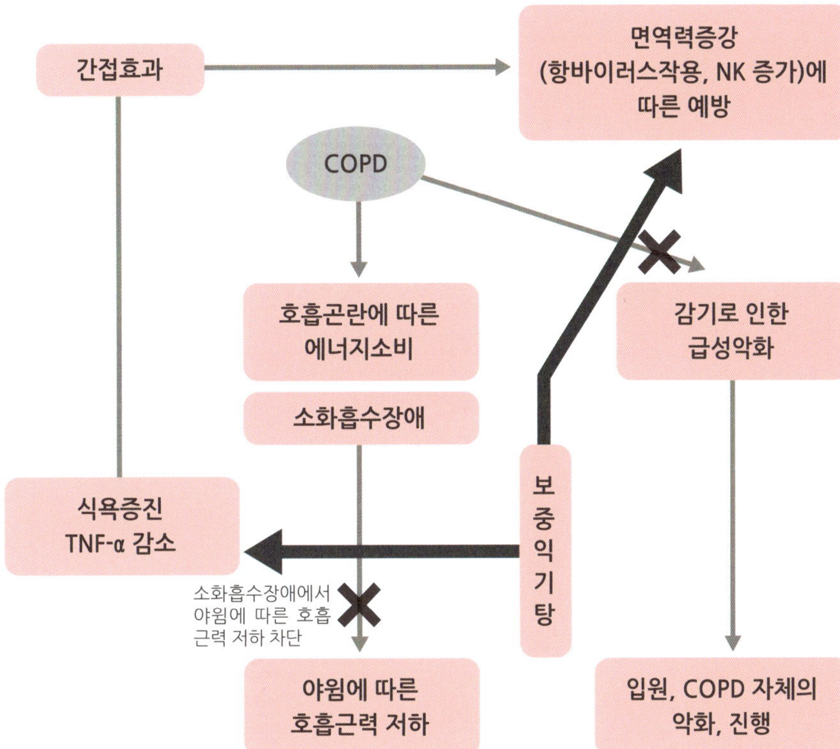

그림 18 보중익기탕의 만성폐쇄성폐질환에 대한 주요효과

COPD; chronic obstructive pulmonary disease, TNF-α: tumor necrosis factor-α

(渡辺 賢治. エビデンス漢方診療. 医歯薬出版. 2018. pp. 70. 개정인용.)

표 7 보중익기탕 관련 주요 임상연구결과[48-113]

알레르기 질환	- 알레르기비염에 유효[48]
폐렴	- 폐렴 증상의 개선[49,50]
만성폐쇄성폐질환	- 전신염증, 영양장애를 개선하여 감기 발생과 급성악화를 억제[51-55]
폐결핵	- 화학요법 중 체중감소 및 간기능이상에 유효[56,57]
비결핵항산균폐질환	- 흉부 엑스레이 영상소견을 개선[58]
각종 암	- 화학요법 중 부작용(식욕부진, 전신권태감 등)을 경감[59-65] - 수술 후 침습에 대한 반응(염증반응 포함), 전신권태감, 삶의 질 저하 경감 및 감염환경 개선[66-74] - 암에 동반된 피로감을 개선[75]

대상포진 후 신경통	- 대상포진 급성기 통증 및 대상포진 후 신경통 경감[76-78]
아토피피부염	- 기허형 아토피피부염 개선 및 스테로이드 외용제 사용량을 경감[79-85]
창상	- 난치성 만성창상 치유촉진[86]
뇌졸중	- 염증성 합병증 발생을 예방[87]
허약고령자	- 삶의 질 개선 및 면역활성화[88] - 사하제 무효 증례에 대한 변비 개선[89-91] - 흡인폐렴 예방 및 삶의 질 개선[92] - 메티실린 내성 황색포도알균 집락, 감염 관련 개선[93-101] - 반코마이신내성 장구균 집락상태 해제에 기여[102] - 경장영양 또는 자운고와 병용 시 욕창 개선[103]
비뇨기계	- 남성 갱년기장애 개선[104] - 남성 난임 개선[105-108] - 복압성 요실금 개선[109] - 여성 생식기 탈출 개선[110-112]
우울증	- 우울증 환자의 전신권태감, 소화기증상 등 신체증상 개선[113]

CPG 속 보중익기탕의 모습은? (표 8, 그림 14 참조)

지금까지 살펴본 보중익기탕의 발전사가 무려 총 29건의 CPG 속에 녹아 들어있다. 매우 다양한 분야에서 활용되고 있으나 요약하면 어떤 질환에서든 '전신 및 면역기능 개선'을 주 목표로 활용되고 있다.

가장 많이 등장한 영역은 **"호흡알레르기질환 영역"**이다. 먼저, **천식치료**에 등장한다. "(일본) 알레르기성질환 치료가이드라인 95개정판"에서는 급성기에는 마황제 위주, 만성기에는 시호제 외 기타 처방으로 체질 개선해갈 것을 추천하였는데, 보중익기탕을 바로 만성기 체질개선 시, 비허(脾虛) 체질개선을 목적으로 사용할 수 있는 처방으로 제시하며 구체적인 적응증을 제안했다[114]. 피부가 하얗고, 감염관련 항병력이 떨어져 있는 허증 아토피피부염의 체질개선 목적으로 사용 가능하다고 언급한 것이다. 동시에 보중익기탕의 약리기전에 대한 설명으로 NK세포 활성증강작용 제안했다.

알레르기비염, 꽃가루알레르기에 대한 활용 제안도 있다. "(한국) 알레르기 비염 한의 표준임상진료지침"에서는 알레르기비염 환자의 주 증상 개선을 목적으로 4-6주에 걸친 보중익기탕의 단독 또는 병용복용(양약과 병용)을 추천했다[115]. 동시에 증상 재발률 개선을 목적으로 할 경우에는 보중익기탕과 소청룡탕 합방의 활용(양약과 병용)을 고려해야 한다고 제안하기도 했다. "(일본) 코알레르기진료가이드라인 -통년성비염과 꽃가루알레르기-2016년판"에서도 알레르기비염에 사용할 수 있는 한약 중 하나로 보중익기탕을 제안했다[116].

"(일본) 호흡기질환치료용의약품의 적정사용을 목적으로 한 가이드라인"과 "고령자 안전한 약물요법 가이드라인 2015"에서는 **COPD** 환자(특히, 고령자)에서 감기이환횟수 경감, 체중증가효과를 목적으로 사용 가능함을 제시했다[117,118]. 동시에 이 두 가이드라인에서는 전신권태, 무증후성 메티실린 내성 황색포도알균(methicillin-resistant Staphylococcus aureus, MRSA) 뇨증, 균상식육종(Myocosis Fungoides) 같은 만성 및 재발성 염증성질환 환자에서 영양상태가 개선되지 않을 때, 보중익기탕을 활용하면 보익(補益)을 통해 소화흡수기능을 높여 면역력을 향상시키는 기전으로 치료효과를 낼 수 있다고 언급했다.

다음으로 여러 번 등장하는 영역은 **"피부과"**이다. 대개 가려움을 동반한 **아토피피부염**에 대한 활용을 언급하고 있다. "(일본) 알레르기성질환 치료가이드라인 95개정판"에는 허증 아토피피부염의 체질개선 목적으로 보중익기탕이 제시되었고, 보중익기탕의 NK세포 활성증강작용이 NK활성도가 저하된 아토피피부염 환자에 대한 주요 약리작용일 것이라 제시했다[114]. 또한, 성인 뿐 아니라 영유아 아토피피부염 처방으로도 활용할 수 있다고 제안했다. "(일본) 알레르기종합진료가이드라인 2013"과 "(일본) 아토피피부염 진료가이드라인 2018"에서는 허증, 특히 기허(氣虛) 아토피피부염에 보중익기탕을 스테로이드와 병용하면, 피진 개선과 스테로이드 사용량경감을 달성할 수 있다고 보다 구체적인 효능을 언급하였다[119,120]. 이 외 **만성 가려움**에 대해 언급한 가이드라인도 있다. "(일본) 만성 가려움 진료가이드라인"에서는 근거는 미약하지만, 다발성 만성 가려움에 고려해볼 수 있는 처방으로 제시한 것이다[121].

"비뇨기과 영역"에서는 **요실금, 남성 난임** 관련된 활용이 제안되고 있다. "(일본) 여성 하부요로증상 진료가이드라인"에서는 복압성 요실금에 사용 가능한 처방으로 제시하며 여성 환자에게 사용하면, 요실금횟수 감소와 삶의 질 지표 개선효과가 있다고 언급했다[122]. 또한, "(한국) 갱년기 장애 및 폐경기후 증후군 한의표준임상진료지침"에서도 갱년기 이후 여성이 경험하게 되는 각종 장애에 대한 권고문을 제시하며, 보중익기탕을 갱년기 및 폐경 후 배뇨장애, 복압성 요실금에 활용하도록 제안했다[123]. 남성 난임에 대한 내용은 "(일본) 산부인과진료가이드라인-부인과외래편 2017"에서 볼 수 있는데, 남성 난임(특히, 정자부족증)에 사용 가능한 처방으로 팔미지황환, 시호가용골모려탕과 함께 보중익기탕이 제시되었다[124].

"소아과 영역"에서 역시 허증경향 소아의 증상에 활용할 수 있는 처방으로 등장한다. 허증경향 소아가 **기립성 어지럼**을 호소하는 기립성조절장애("(일본) 소아기립성조절장애진단 치료 가이드라인")나 **야뇨증**("(일본) 야뇨증 진료가이드라인 2016")을 호소하면 활용할 수 있다고 제시했다[125,126]. **소아 성장장애**에 대한 사용도 제안되었다. "(한국) 소아·청소년 성장장애 한의표준임상진료지침"에서는 특발저신장 소아진료 시 성장 개선을 위해 한약치료 시행(단독 또는 생활관리 및 양약과의 병용)을 고려해야 한다고 제안했는데, 그 때 사용할 수 있는 대표 처방 중 하나로 보중익기탕을 제시했으며 비허증(脾虛證)에 해당하는 경우 사용이 추천되었다[127]. 보중익기탕 외에도 사군자탕, 삼출건비탕, 육미지황탕, 보신지황환, 좌귀음이 함께 추천 처방으로 이름을 올렸다.

"종양내과 영역" 활용도 그동안 축적된 임상시험 결과를 토대로 다수 제안되었다. "(한국) 암 관련 증상 한의표준임상진료지침"에서는 **암성 피로**의 주 증상 개선을 위해 3~8주에 걸쳐 보중익기탕 복용 및 일상생활 관리의 진행을 고려해야 한다고 제안했다[128]. "(한국) 유방암의 보완치료 한의표준임상진료지침"에서도 유방암 환자의 피로 및 전신쇠약 증상에 보중익기탕 치료를 고려해야 함을 추천했다[129]. 그 외, "(일본) 암 보완대체요법 클리컬 에비던스 2016년판"에서는 피로나 쇠약과 같은 증상 외에도 **항암제 부작용경감**, **환자 삶의 질 개선**을 목적으로 사용할 수 있는 한방처방 중 하나로 보중익기탕을 제안하기도 했다[130].

"소화기내과 영역"에서도 활용이 추천되고 있다. 이 분야에서도 핵심 키워드는 '체력저하'이다. "(한국) 과민대장증후군 한의표준임상진료지침"에서는 기능성 하부위장관질환인 **과민대장증후군** 환자의 증상과 삶의 질 개선을 위해 양방 치료 보다 한약 사용을 고려할 수 있다고 언급하면서, 빈용처방 중 하나로 보중익기탕을 제안하였다[131]. "(일본) 구강편평태선전국조사에 기초한 병태분석 및 진단기준 치료방침 제안"에서는 **비기질적 구강질환**이나 호소에 체력저하 개선 목적으로 보중익기탕을 사용할 것을 추천했다[132].

다음은 **"신경과 영역"**이다. "(한국) 중풍 한의표준임상진료지침"에서는 **뇌졸중**의 재발방지와 각종 증상(신경학적 장애, 전반적 증상, 일상생활 수행능력, 운동장애, 강직, 연하장애, 언어장애, 우울증)의 개선 그리고 삶의 질 개선을 목표로 보중익기탕 활용을 고려할 수 또는 고려해야 한다고 권고했다[133]. 또한, "(한국) 안면신경마비 한의표준임상진료지침"에서는 **말초성 안면신경마비**의 증상 개선을 위해 침구치료와 함께 보중익기탕 처방을 병행할 것을 고려할 수 있다고 제안했다[134]. 매우 흔한 신경학적 징후인 **어지럼**에 대한 활용 권고도 있다. "(한국) 현훈 한의표준임상진료지침"에서는 어지럼 증상 자체와 각종 어지럼의 원인질환에 대한 권고문을 제안했는데, 보중익기탕은 심비양허증(心脾兩虛證) 유형의 어지럼이면서 **비전정계 어지럼 또는 경추성 어지럼**일 때, 사용을 고려할 수 있음을 제시했다[135].

"순환기질환 영역"의 질환과 증후에도 보중익기탕은 그 활용이 제안되고 있다. "(한국) 고혈압 한의표준임상진료지침"에서는 **고혈압**의 주요변증유형을 습담(濕痰), 어혈(瘀血), 간신음허(肝腎陰虛), 기허(氣虛)로 나누어 제시하며, 보중익기탕을 기허변증 고혈압 환자에게 혈압강하 목적으로 혈압강하제와 병용투여할 수 있다고 언급했다[136]. 또한, 한의 외래 다빈도 증후 중 하나인 **수족냉증**에 관한 제안도 있다. "(한국) 수족냉증 한의표준임상진료지침"에서는 전문가 그룹의 합의에 기반하여 온경탕, 홍삼과립, 이중탕, 십전대보탕, 오적산, 팔미지황환, 계지탕과 함께 보중익기탕을 증상 개선을 위해 활용할 수 있다고 추천했다[137].

"정신건강의학 영역"에서도 빠지지 않았다. "(한국) 자폐스펙트럼장애 한의표준임상진료지침"에서는 **자폐스펙트럼**의 증상 호전을 위해 한약치료를 고려해야 한다고 언급하며, 사용 가능한 처방 중 하나로 보중익기탕을 제안했다[138]. 한국의 독특한 신체화장애 중 하나로 언급되는 **화병**에 대해 다룬 "(한국) 화병 한의표준임상진료지침"에서도 화병을 보이는 환자가 기혈양허(氣血兩虛)에 속할 때 보중익기탕을 활용할 수 있다고 언급했다[139].

"통증의학 영역"도 살펴보자. "(일본) 섬유근통진료가이드라인 2017"에서는 다양한 한약을 **섬유근통**에 활용해 볼 수 있음을 제시하며, 활용할 수 있는 처방 중 하나로 보중익기탕 제시하였다[140]. "(한국) 턱관절장애 한의표준임상진료지침"에서도 **턱관절장애**의 증상 개선을 위해 다양한 한약치료를 고려할 수 있다고 제안하며, 보중익기탕을 사용 가능한 후보 중 하나로 언급했다[141]. "(한국) 슬관절 전치환술 후 한의표준임상진료지침"에서는 **슬관절 전치환술 후 재활기**에 염증감소, 통증감소 및 기능회복을 도모하기 위해 한약치료를 고려해야 한다고 제안했다[142]. 동시에 수술 후 시기에 따라 사용 가능한 처방을 제안했는데, 보중익기탕은 중기에 사용할 수 있는 처방이었다. 참고로 초기 사용이 추천된 처방은 도홍사물탕과 혈부축어탕 같은 활혈거어제였고, 중기에는 보중익기탕 외에도 익기활혈탕, 독활기생탕, 마지막으로 후기에는 지황음자의 사용이 추천되었다.

최종적으로 어찌보면 매우 당연하겠지만 만성피로에 대한 권고도 있다. "(한국) 만성 피로 한의표준임상진료지침"에서는 피로에 다빈도로 활용되는 각종 한약처방 관련 권고문을 제안했는데, 만성피로증후군 또는 특발성 만성 피로 환자의 증상 개선을 위해 보중익기탕 사용을 고려할 수 있다고 언급했다[143]. 보중익기탕 외에도 소요산, 귀비탕, 쌍화탕, 십전대보탕이 함께 활용이 권고되었다.

표 8 CPG 속 보중익기탕(총 29건의 CPG)[114-143]

내용	관련 CPG
호흡알레르기 질환	(천식) [일본] 알레르기성질환 치료가이드라인 95개정판[114] (알레르기비염, 꽃가루알레르기) [한국] 알레르기 비염 한의표준임상진료지침[115] [일본] 코알레르기진료가이드라인-통년성비염과 꽃가루알레르기-2016년판[116] (만성폐쇄성폐질환) [일본] 호흡기질환치료용의약품의 적정사용을 목적으로 한 가이드라인[117] [일본] 고령자 안전한 약물요법 가이드라인 2015[118]
피부과질환	(아토피피부염) [일본] 알레르기성질환 치료가이드라인 95개정판[114] [일본] 알레르기종합진료가이드라인 2013[119] [일본] 아토피성피부염 진료가이드라인 2018[120] (만성 가려움) [일본] 만성 가려움 진료가이드라인[121]
비뇨기질환	(요실금) [일본] 여성하부요로증상진료가이드라인[122] [한국] 갱년기 장애 및 폐경기후 증후군 한의표준임상진료지침[123] (남성 난임) [일본] 산부인과진료가이드라인-부인과외래편 2017[124]
소아질환	(기립성조절장애) [일본] 소아 기립성조절장애진단 치료 가이드라인[125] (야뇨증) [일본] 야뇨증 진료가이드라인 2016[126] (소아 특발저신장) [한국] 소아·청소년 성장장애 한의표준임상진료지침[127]

종양내과	(암성 피로, 쇠약) [한국] 암 관련 증상 한의표준임상진료지침[128] [한국] 유방암의 보완치료 한의표준임상진료지침[129] (항암제 부작용 경감, 삶의 질 개선) 암 보완대체요법 클리컬 에비던스 2016년판[130]
소화기내과	(과민대장증후군) [한국] 과민대장증후군 한의표준임상진료지침[131] (비기질적 구강질환) [일본] 구강편평태선전국조사에 기초한 병태분석 및 진단기준 치료방침 제안[132]
신경과	(뇌졸중-각종 증상, 재발방지, 삶의 질) [한국] 중풍 한의표준임상진료지침[133] (말초성 안면마비) [한국] 안면신경마비 한의표준임상진료지침[134] (어지럼) [한국] 현훈 한의표준임상진료지침[135]
순환기내과	(고혈압) [한국] 고혈압 한의표준임상진료지침[136] (수족냉증) [한국] 수족냉증 한의표준임상진료지침[137]
정신건강의학	(자폐스펙트럼) 자폐스펙트럼장애 한의표준임상진료지침[138] (화병) 화병 한의표준임상진료지침[139]
통증의학	(섬유근통) [일본] 섬유근통진료가이드라인 2017[140] (턱관절장애) [한국] 턱관절장애 한의표준임상진료지침[141] (슬관절 전치환술 후 재활기) [한국] 슬관절 전치환술 후 한의표준임상진료지침[142]

기타	(만성피로증후군, 특발성 피로) [한국] 만성 피로 한의표준임상진료지침[143]

임상의의 눈

이 내용을 어떻게 임상에 적용할 수 있을까?

처방의 원 의도를 기억해두는 것이 중요하다. 보중익기탕은 두 가지 목표를 가지고 있는데, 첫째 전신 기력저하 개선이며, 둘째는 기력저하 개선을 통한 면역력 증강이다. 실제로, 본고에서 살펴 본 가이드라인의 다수는 기력저하 상태에서 발생한 호흡기질환이나 알레르기질환에 보중익기탕을 활용할 수 있음을 제안했다. 원 처방의 의도를 매우 착실히 준수하고 있다고 볼 수 있겠다. 특히, 필자의 경험에 따르면 평소에는 그렇지 않았는데 감염이나 과식, 과도한 스트레스나 노동 이후 일시적으로 급격히 소화기능이 저하되어 있는 사람들에게 응용 시 좋은 효과를 보인다.

이런 측면에서 십전대보탕을 사용할 상황과의 감별점도 있다. 보중익기탕은 소화기능 저하를 기본으로 하기 때문에 소화기능 저하를 동반한 허약상태에 더욱 적합한 반면, 십전대보탕은 소화기능 저하가 동반되지 않은 상황에서 보다 적합하다고 볼 수 있겠다.

코로나19 사태를 겪으면서 필자는 외래에서 코로나19 감염 이후 상태에 놓인 고령자에게 다양한 한약처방을 활용할 기회가 있었다. 그 중 단연 가장 많이 활용했던 처방 중 하나가 보중익기탕이다. 앞서 보중익기탕 관련 임상연구의 리스트를 제시했는데, 그 내용을 보면 쉽게 이해가 갈 것이다. 보중익기탕은 소화기능 저하 상태에 쓰이는 처방이지만, 질환영역으로 보자면 호흡기내과 영역에서 그 가치가 매우 높다. 코로나19와 같은 바이러스성 호흡기감염증의 경우, 감염 후 불편감(어떤 증상이든지)이 오래 갈 경우 그 패턴은 크게 두 가지로 나누어 볼 수 있다. 첫 번째 패턴은 전신권태감을 호소하며 간혹 미열이 있기도 하여 제 컨디션을 되찾지 못하는 경우이고, 두 번째 패턴은 기침이나 가래가 끊어지지 않는 경우이다. 보중익기탕은 바로 첫 번째 패턴에 활용할 수 있는 처방이다. 필자의 경우, 이러한 상황에 보중익기탕 또는 시호계지탕 엑스제를 제1선택약으로 활용하고 있는데,

이 때 두 처방의 감별포인트는 **"식욕부진 유무"**로 삼고 있다. 식욕부진을 필두로 하여 소화기능 저하를 확연히 보이는 경우라면 보중익기탕, 그렇지 않다면 시호계지탕을 활용하고 있는 것이다. 참고로 두 번째 패턴의 경우에는 맥문동탕(평소 상용용량의 2배량), 마행감석탕(엑스제 대용 시에는 대청룡탕 엑스제)을 허실로 구분하여 활용하고 있다.

그런데 보중익기탕을 투약한 뒤, 설사를 호소하는 환자도 있다. 이는 앞서 『의방고』에서 다룬 것처럼 '당귀' 그 자체의 활성(滑性) 탓이다. 따라서, 기력저하를 보이나 심한 설사를 하는 경우 보중익기탕 원방에서 당귀를 빼고 사용하는 것도 고려해 볼만하다. 필자의 경우, 당귀를 빼고 백출을 추가하는 방식으로 적용한다. 당귀가 빠진 변방인 거원전(擧元煎)을 활용하는 것도 한 방법이다. 마지막으로 이 보중익기탕은 상기경향을 보이는 환자에게는 부적합하며 증상이 도리어 악화될 수 있다는 점과 보중익기탕의 효과가 있긴 하나 미진한 측면이 있다고 느껴지면 부자를 추가해서 사용할 수 있다는 점을 기억해두길 바란다.

진료실 스케치 한약 연구는 다 중국에서 나왔기 때문에 못 믿는다!?

한약과 관련된 근거는 그나마 나왔다는 것이 다 중국에서 나온 것이라 믿을 수 없는 것이라고 주장하는 사람들이 있다. 일단 "다 중국에서 나온 것"이라는 말은 사실이 아니지만, 대부분 중국에서 나오는 것은 맞다. 다만, 한약만 그런 것이 아니고, 전 세계 모든 분야의 논문은 중국에서 가장 많이 나온다. 얼마 전(2024년) 발표된 네이처 인덱스 기준 "세계 최상위 과학 연구기관 랭킹"을 보면 1위는 중국과학원이었고, 10위 내에 중국의 대학이나 연구기관이 7개나 순위를 올렸다. 전세계에서 연구를 제일 많이 발표하는 나라가 중국인건데, 이게 한약만의 일일까?

또한, 과학의 영역에 "믿는다(believe)"라는 말을 쓴다는 것 자체가 비과학적이고 데이터 중심적이지 못하다는 생각도 든다. 중국자료의 바다 속에 헤엄치고 있는 이 현실 속에서 이제 이런 편견은 사라져야 할 것 같다. 중국산이라는 것이 신뢰할 수 없다는 이유가 되어선 안된다. 신뢰할 수 없다면 각 논문별로 어떤 내용이 문제인지를 과학적 근거에 기반하여 제시해야만 한다. 그게 과학적 태도이다.

보중익기탕 관련 처방의 계보

사군자탕: 기허병태(특히, 소화기계 기허병태 ➡ 위장관 과이완무력)의 기본처방 (인삼, 백출, 복령, 감초)

1. 소화관, 평활근, 골격근의 이완 뿐 아니라 무력, 탈(脫)이 동반된 상태
2. 결합조직형성의 저하(예. 상처유합지연)

\+ **황기** (과이완으로 인한 무력과 여기에 동반된 수분저류 개선, 상처유합촉진, 항염증)

대사군자탕

1. 소화관연동운동개선 효과보조: + **진피**
2. 결합조직형성 촉진: + **당귀** ("당귀-황기" 조합 ➡ 당귀보혈탕)
3. 근무력, 탈에 대한 대응강화: - **복령** (복령의 하기효과 제거)
4. 항염증작용 추가(기허병태 동반 만성염증, 결합조직형성 보조): + **시호**, **승마**

보중익기탕 외, **귀비탕류**(귀비탕, 가미귀비탕, 복원양영탕, 비원전, 양심탕 등)로도 발전 [+신경증 경향]

보중익기탕: 기허병태 ➡ 기허하함(근무력, 탈상태) / 기허발열(만성염증[면역저하], 창상치유지연 등)

(소화기질환용-간담도계)

\+ 인진호, 창출, 치자, 저령, 택사, 황련, 복령, 활석 ➡ **가미익기탕(수세보원)**: 만성간염, 황달

(소화기질환용-직장/항문괄약근)

\+ 복령, 생지황, 백작약, 건강, 길경 - 시호 ➡ **삼기탕(방약합편 상92)**: 탈항

(호흡기질환용)

+ 오미자, 맥문동(생맥산의 의의, 체액보충) ➡ **미맥익기탕**: 만성화된 감기, 기관지염 기침

(순환기질환용)

+ 복령, 나복자, 후박, 작약, 지실 ➡ **가미보중익기탕(수세보원)** : 기허의 부종[소화장애 동반] ver1

+ 창출, 목향 - 백출 ➡ **조중익기탕**: 기허의 부종[소화장애 동반] ver2

(비뇨기질환용)

+ 연육, 황금, 맥문동, 지골피, 차전자 - 백출 ➡ **청심연자음** : 기허의 비뇨기질환(염증 동반)

+ 복령, 익지인, 숙지황, 육계 - 시호 ➡ **삼기탕(방약합편 상71)** : 기허의 비뇨기질환(염증 미동반)

+ 도인[하복부혈행개선] – 시호, 승마, 당귀 ➡ **삼출고** : 출산 후 기허 비뇨기질환(하복부어혈동반)

(생식기질환용)

- 진피, 백출, 시호 ➡ **당귀황기탕**: 출산 후 기허의 자궁탈

(두통용)

+ 백작약, 세신, 만형자, 천궁 [두통표치] - 감초 ➡ **순기화중탕** : 전신탈력감 동반 두통, 어지럼

([난치&반복] 출혈상태)

+ 인삼, 황기 증량 – 당귀, 진피, 시호, 승마 ➡ **거원전**: 기허의 출혈, 하혈

+ 신곡, 황금 ➡ **익위승양탕**: 기허의 출혈, 하혈 [소화장애 동반]

(더위먹음 또는 평소 체열이 높은 환자)

| + 오미자, 맥문동(체액보충 의의), 황백 - 시호, 승마 ➡ **청서익기탕**: 더위먹음

보중익기탕 치험례

잦은 감기예방

75세 남성. 마른체형. '요즘 너무 자주 감기에 걸린다. 3개월만에 총 5번은 감기에 걸린 것 같다. 얼마 전 또 감기약을 먹었는데, 앞으로 감기를 예방할 수 있는 약을 받고 싶다'.며 내원했다. 너무 자주 복용하다 보니, 이제는 감기약으로 소염진통제를 복용하게 되면, 속이 불편할 정도이다. 현재, 고혈압, 이상지질혈증으로 약을 복용 중이다. 보중익기탕 엑스제를 하루 2회 복용하도록 처방했다. 4주 후, '다행히 이후 감기에 걸리지 않았다. 이 약을 복용한 뒤로는 몸이 가볍고 피로하지 않다'고 했다. 이후, 환자가 희망하여 1년 이상 그대로 복용을 지속했다. 이후, 1년째 진료 시 '항상 겨울이면 감기를 달고 살았는데, 올해는 무난하게 넘겼다'며 기뻐했다.

해설: 보중익기탕의 전형적인 적응증을 한 마디로 요약하자면 '전신허약에 기반한 만성 또는 재발성 염증의 발현'이다. 상기 증례는 딱 이 상황에 해당한다. 특히, 이 증례처럼 비스테로이드성 소염진통제(NSAIDs)를 복용했을 때, 소화기능에 문제가 생기는데 그럼에도 불구하고 다시 소염진통제 복용이 자주 필요해지는 경우, 보중익기탕 활용을 고려해보면 좋겠다.

항생제에 반응하지 않은 반복적 요로감염

89세 남성. 좌측 기저핵 부위 뇌경색으로 3개월간 재활치료를 하는 과정에서 반코마이신 내성 장구균(Vancomycin-resistant enterococci, VRE) 집락발생, 반복적인 요로감염의 발생을 겪던 중 한방병원에 입원했다. 뇌경색 발병 4개월차인 입원 20일째 요로감염이 다시 발생하여 항생제 세프트리악손을 투여했다. 하지만, 요로감염 증상은 개선되지 않았고, 10시간 이상 지속되는 무뇨와 하복부팽만 및 통증이 지속되었다. 이에 보중익기탕을 투약한 결과, 21일차부터 6~7시간 경과 후 자가배뇨가 나타났으며, 배뇨불편감이 호전되었다. 27일차부터는 4~5시간 간격으로 원활한 배뇨를 보였고, 잔뇨감 역시 개선되었다.

해설: 반복되는 감염증으로 항생제 치료를 반복하다보면, 오심, 구토, 설사, 백혈구감소, 혈소판감소 등의 이상반응과 약물내성에 대한 위험이 증가한다. 이 증례의 경우, 이미 반복적인 요로감염으로 다수의 항생제를 활용한 상황이었으며, 항생제에 대한 내성을 보여 VRE 집락상태에 놓이기도 했고, 급기야는 항생제를 투약해도 요로감염이 개선되지 않는 상황을 맞이했다. 앞선 증례는 소염진통제를 언급했는데, 항생제 역시 마찬가지이다. 항생제를 사용해도 효과가 잘 나지 않는데, 항생제를 써야할 상황이 반복되는 환자를 만났을 때, 우리는 보중익기탕의 투약을 고려해봐야만 한다.

(출처: 서유나, 김세원, 김경묵, 조기호, 문상관, 정우상, 권승원, 진철. 뇌졸중 환자에서 항생제 투여에도 반응이 없는 반복적 요로감염과 동반되는 무뇨 및 배뇨통에 대한 보중익기탕 치험 1례. 대한중풍·순환신경학회지. 2019;20(1):17-24.)

우울증

44세 여성. 벌써 1년째 우울증 진단을 받고, 항우울제를 복용하고 있다. 약은 단 한 번도 빼먹지 않고 복용 중인데, 우울증은 도무지 개선되지 않고, 오히려 최근에는 퇴근해서 집에 오면 피로해서 어떤 일도 하기가 힘들다고 했다. '항우울제는 효과가 있다고 느끼나요?'라고 물으니, '잘 모르겠어요. 더 안좋긴 해요'라고 답한다. '효과도 없는데 계속 드실 필요가 있을까요?'라고 재차 묻자 '그래도 이걸 먹으니 이 정도로 버티는 것 아닐까요?'라고 답한다. 보중익기탕 엑스제를 매식전 투여했다. 항우울제 중단은 환자 자신이 불안해하므로 원래대로 복용하도록 했다. 4주 후, 재진 시 '요즘은 저녁에 그래도 드라마도 보고 할 수 있어요'라고 했다. 3개월이 지나자 '요즘은 의욕도 조금씩 생겨요. 저 일주일째 항우울제도 한 번 끊어보는 중이에요'라고 답했다. 6개월 후에는 항우울제 중단에 성공했다.

해설: '그래도 이걸 먹으니 이 정도로 버티는 것 아닐까요?' 생각보다 많은 환자들이 이런 생각에서 특별히 효과가 나지도 않는 약을 지속적으로 복용한다. 하지만, 이런 경우 단순히 효과가 부족한 정도가 아니라 오히려 해가 되는 경우도 적지 않다. 하지만, 그렇

다고 해서 무조건 해당 약을 끊게 유도해서는 적절한 치료계획을 수립하기 어렵다. 오히려 눈 앞의 가장 큰 문제를 한약처방을 통해 해결해주면서 환자 스스로 불필요한 약은 끊을 수 있게 유도해주는 것도 도움이 된다. 보중익기탕은 어떤 약을 복용 중인데 특별히 효과가 나지 않고 있고, 동시에 활력의 저하, 기력저하를 보일 때 활용하기에 적합하다. 상기 증례가 그 대표적인 사례이다.

이유를 알 수 없는 식욕부진

45세 남성. 최근 식욕이 없다. 건강검진에서 위, 대장 내시경을 시행했지만, 소화기내과에서는 아무 이상도 없다고 했다. 종양표지자나 빈혈, 갑상선기능검사 외 다수의 검사지표 상에서도 이상이 없다. 식욕만 생기면 좋겠다며 한약처방 복용을 희망한다. 보중익기탕 탕전약을 처방했다. 2주 후 재진 시 '약 맛이 너무 좋아요. 일단 요즘 기분은 좋네요'라고 했고, 4주 후 진료 시 '식욕이 약간 회복되었어요. 기력도 조금 더 생기는 것 같아요'라고 했다.

해설: 앞서 3증례는 소위 양약이 잘 효과를 내지 못하는 상황이었다면, 이 증례는 검진상 이상소견이 없어 설명이 되지 않는 소화기능저하 상태이다. 보중익기탕은 이런 경우 매우 전형적으로 효과를 낼 수 있다. 하지만 오해는 금물이다. 여러 근거를 통해 소개했듯 암이나 만성폐쇄성폐질환 같이 기질적 질환을 가진 환자의 식욕부진, 영양장애에도 보중익기탕은 효과를 발휘한다. 기질적 이상 유무 보다는 '(기존의 방식으로는) 뭔가 잘 해결이 안되는' 경우가 보중익기탕의 적응증이다. 보중익기탕은 첫 탄생 때부터 지금까지 줄곧 그런 역할을 맡고 있는 처방이란 것이 매우 흥미롭다.

참고문헌

1. 神戸中医学研究会. 中医臨床のための方剤学. 東洋学術出版社. 2018. pp.250.
2. 의약품안전나라. 크라시에 보중익기탕. https://nedrug.mfds.go.kr/pbp/CCBBB01/getItemDetail?itemSeq=201507212 (2022.10.16)
3. 花輪 壽彦. 漢方処方ハンドブック. 医学書院. 2019. pp. 436.
4. Utsuyama, M. et al. Immunological restoration and anti-tumor effect by Japanese herbal medicine in aged mice. Mech Ageing Dev. 2001;122:341.
5. Cho JM et al. Prophylactic anti-tumor effect of Hochu-ekki-to (TJ41) by enhancing natural killer cell activity. In Vivo. 1991;5(4):389.
6. Sekiya M et al. Modulation of chemokine expression on intestinal epithelial cells by Kampo (traditional Japanese herbal) medicine, Hochuekkito, and its active ingredients. J Nat Med. 2013;67(3):626.
7. 大野修嗣. 漢方薬「補中益気湯」のNatural-Killer細胞活性に及ぼす影響. アレルギー. 1988;37:107.
8. Onogi, K. Inhibitory effects of Hochu-ekki-to on endometrial carcinogenesis induced by N-methyl-N-nitrosourea and 17β-estradiol in mice. Oncol Rep. 2006;16:1343.
9. Harada M. et al. Concomitant immunity against tumor development is enhanced by the oral administration of a Kampo medicine, Hochu-ekki-to（TJ-41: Bu-Zhong-Yi-Qi-Tang). Immunopharmacol Immunotoxicol. 1995;17:687.
10. 久保千春 外. 免疫機能に及ぼす補中益気湯の効果. 漢方と免疫・アレルギー. 1988;1:50.
11. Tsuneoka N et al. Chemopreventive effect of Hochi-ekki-to (TJ-41) on chemically induced biliary carcinogenensis in hamsters. J Surg Res. 2009;151:22.
12. Kao ST et al. The Chinese medicine Bu-Zhong-Yi-Qi-Tang inhibited proliferation of hepatoma cell lines by inducing apoptosis via G0/G1 arrest. Life Sciences. 2001;69:1485.
13. Sato T et al. Hochu ekki to (Bu zhong yi qi tang), a herbal medicine, enhances cisplatin induced apoptosis in HeLa cells. Mol Med Rep. 2015;12(4):6215.
14. Kaneko M et al. Accelerated recovery from cyclophosphamide-induced leukopenia in mice administered a Japanese ethical herbal drug, Hochu-ekki-to. Immunopharmacology. 1999;44:223.
15. Tamura R et al. Enhanced effects of combined Bu-zhong-yi-qi-tang (TJ-41) and interleukin-18 on the production of tumor necrosis factor-α and interferon-γ in human peripheral blood mononuclear cells. J Int Med Res. 2004;32:25.
16. Nabeshima S et al. Maturation of monocyte-derived dendritic cells by Hochu-ekki-to, a traditional Japanese herbal medicine. Int Immunopharmacol. 2004;4:37.
17. Harada M et al. Concomitant immunity against tumor development is enhanced by the oral administration of a kampo medicine, Hochu-ekki-to (TJ-41: Bu-Zhong-Yi-Qi-Tang). Immunopharmacol Immunotoxicol. 1995;17:687.
18. Li T et al. The restoration of the antitumor T cell response from stress-induced suppression

using a traditional Chinese herbal medicine Hochu-ekki-to (TJ-41:Bu-Zhong-Yi-Qi-Tang). Immunopharmacol. 1999;43:11.
19. Nakayama M et al. Effect of hochuekkito on alveolar macrophage inflammatory responses in hyperglycemic mice. Inflammation. 2012;35(4):1294.
20. Shunji T et al. Preventive effect of Hochu-ekki-to on lipopolysaccharide-induced acute lung injury in BALB/c mice. Lung. 2006;184:318.
21. Shunji T et al. Preventive effect of Hochu-ekki-to, a Japanese herbal medicine, on bleomycin-induced lung injury in mice. Respirology. 2007;12:814.
22. Kobayashi H et al. Hochu-ekki-to suppresses development of dermatitis and elevation of serum IgE level in NC/Nga mice. Drugs Exp Clin Res. 2003;29(2):81.
23. 稲垣直樹 外. 天然薬物の免疫調節作用. 日薬理誌. 2008;131:240.
24. 磯濱洋一郎. 厚生労働科学研究費補助金（長寿科学総合研究事業）分担研究報告書. 2007:48.
25. Holliday EB, et al. Relationship between fatigue, sleep quality and inflammatory cytokines during external beam radiation therapy for prostate cancer: A prospective study. Radiother Oncol. 2016;118(1):105-11.
26. Tariman JD, et al. Genomic Variants Associated With Cancer-Related Fatigue: A Systematic Review. Clin J Oncol Nurs. 2016;20(5):537-46.
27. Mori K et al. Effect of Hochu-ekki-to (TJ-41), a Japanese herbal medicine, on the survival of mice infected with influenza virus. Antiviral Res. 1999;44:103.
28. Hossain MS et al. Protective effects of hochu-ekki-to, a Chinese traditional herbal medicine against murine cytomegalovirus infection. Immunopharmacology. 1999;41:169.
29. Abe S et al. Protective effect of oral administration of several traditional kampo-medicines on lethal candida infection in immunosuppressed mice. Nihon Ishinkin Gakkai Zasshi. 2000;41(2):119.
30. Kido T et al. The protective effect of hochu-ekki-to (TJ-41), a Japanese herbal medicine, against HSV-1 infection in mitocycin C-treated mice. Anticancer Res. 2000;20(6A):4109.
31. Yamaya M et al. Hochu-ekki-to inhibits rhinovirus infection in human tracheal epithelial cells. Br J Pharmacol. 2007;150(6):702.
32. Takanashi K et al. Hochuekkito, a Japanese herbal medicine, restores metabolic homeostasis between mitochondrial and glycolytic pathways impaired by influenza a virus infection. Pharmacology. 2017;99(5-6):240.
33. Dan K et al. A Kampo (traditional Japanese herbal) medicine, Hochuekkito, pretreatment in mice prevented influenza virus replication accompanied with GM-CSF expression and increase in several defensin mRNA levels. Pharmacology. 2013;91(5-6):314.
34. Yamaoka Y et al. Protective effect of a traditional Japanese medicine, Bu-zhong-yi-qi-tang (Japanese name: Hochu-ekki-to), on the restraint stress-induced susceptibility against Listeria monocytogenes. Immunopharmacology. 2000;48:35.

35. Kiyohara H et al. Stimulating effect of Japanese herbal (Kampo) medicine, Hochuekkito on upper respiratory mucosal immune system. Evid Based Complement Alternat Med. 2006;3:459.
36. 中醫笈成. 內外傷辨惑論. https://jicheng.tw/tcm/book/內外傷辨惑論/index.html (2022.10.16)
37. 中醫笈成. 脾胃論. https://jicheng.tw/tcm/book/脾胃論/index.html (2022.10.16)
38. 中醫笈成. 醫學入門. https://jicheng.tw/tcm/book/醫學入門/index.html (2022.10.16)
39. 中醫笈成. 醫方考. https://jicheng.tw/tcm/book/醫方考/index.html (2022.10.16)
40. 한의학고전DB. 동의보감. https://mediclassics.kr/books/8 (2022.10.16)
41. 中醫笈成. 外科正宗. https://jicheng.tw/tcm/book/外科正宗/index.html (2022.10.16)
42. 小山 誠次. 古典に生きるエキス漢方方剤学. メディカルユーコン. 2014. pp. 1040.
43. 小山 誠次. 古典に生きるエキス漢方方剤学. メディカルユーコン. 2014. pp. 1041.
44. 中醫笈成. 醫宗金鑑·外科心法要訣. https://jicheng.tw/tcm/book/醫宗金鑑/外科心法要訣/index.html (2022.10.17)
45. 한의학고전DB. 급유방. https://mediclassics.kr/books/6 (2022.10.17)
46. 한의학고전DB. 광제비급. https://mediclassics.kr/books/4 (2022.10.17)
47. 小山 誠次. 古典に生きるエキス漢方方剤学. メディカルユーコン. 2014. pp. 1043-1044.
48. Yang SH et al. Antiinflammatory effects of Bu-zhong-yi-qi-tang in patients with perennial allergic rhinitis. J Ethnopharmacol. 2008;115:104.
49. 岡成光. 補中益気湯の呼吸器感染3症例への使用経験から. 日本東洋醫學雜誌. 2008;59:236.
50. Nakayama M et al. A case of chronic lower respiratory tract infection in which the traditional herbal medicine Hochuekkito was effective to prevent exacerbation. Nihon Kokyuki Gakkai Zasshi. 2011;49(3):232.
51. Shinozuka N et al. The traditional herbal medicine Hochuekkito improves systemic inflammation in patients with chronic obstructive pulmonary disease. J Am Geriatr Soc. 2007;55:313.
52. Tatsumi K et al. Hochuekkito improves systemic inflammation and nutritional status in elderly patients with chronic obstructive pulmonary disease. J Am Geriatr Soc. 2009;57:169.
53. 巽浩一朗. COPDにおける補中益氣湯の臨床的有用性. 日本東洋醫學雜誌. 2011;62(3):329.
54. 福地義之助 外. 慢性閉塞性肺疾患に対する漢方治療の有用性評価に関する研究. 厚生労働科学研究費補助金(長寿科学総合研究事業)総括研究報告書, 2007:1.
55. 杉山幸比古 外. COPD治療において漢方は有用か―栄養改善・感染症対策の観点から. 漢方と免疫・アレルギー. 2005;18:131.
56. 渡辺東 外. 肺結核の補助療法としての漢方薬併用効果. 日本医事新報. 1992; (3553):76-77.
57. 中西文雄. 肺結核症短期強化療法に対する補中益気湯の使用経験. 日経メディカル. 1994;23(12):24-25.
58. Enomoto Y et al. Pilot quasi-randomized controlled study of herbal medicine Hochuekkito as an adjunct to conventional treatment for progressed pulmonary mycobacterium avium complex disease. PLoS One. 2014:9(8);e104411.

59. 森 清志 外. 肺癌化学療法の全身倦怠感に対する補中益気湯の有用性. Biotherapy. 1992;6:624-627.
60. 阿部憲司. 癌術後化学療法時の副作用に対する補中益気湯の効果. Prog Med. 1989;9:2916.
61. 藤原道久 外. 卵巣癌化学療法(TJ療法)における骨髄抑制に対する補中益気湯の有用性. 日本産科婦人科學會雜誌. 2007;59:610.
62. 森 清志 外. 進行肺癌患者の全身倦怠感に対する補中益気湯の有用性. 和漢医薬学会大会要旨集. 1991;8:15.
63. 地主和人. 癌患者の免疫機能に対する補中益気湯術前投与の臨床的有用性. 日本東洋醫學雜誌. 2005;56:148.
64. 安斎圭一 外. 消化器癌に対する補中益気湯の効果: IL-6値の変動について. 日本外科学会雑誌. 2001;102:476.
65. 大原 毅, 外. 補中益気湯、人参養栄湯のテガフールとの併用療法に関する有用性の検討. 薬理と治療. 1993;21:4423-4434.
66. Kuroiwa A et al. Effect of a traditional Japanese herbal medicine, Hochu-ekki-to（Bu-Zhong-Yi-Qi Tang, on immunity in elderly persons. Int Immunopharmacol. 2004;4:317.
67. 岩垣 博巳, 外. 補中益気湯術前投与による術後SIRSの制御. 日本東洋医学雑誌. 2010;61:78-83.
68. Satoh N et al. A randomized double blind placebo-controlled clinical trial of Hochuekkito, a traditional herbal medicine, in the treatment of elderly patients with weakness N of one and responder restricted design. Phytomedicine. 2005;12:549.
69. Kimura M et al. Preventive effect of a traditional herbal medicine, Hochu-ekki-to, on immunosuppression induced by surgical stress. Surg Today. 2008;38:316.
70. 北原正和. 脳血管障害重度後遺症例の末梢血リンパ球数に及ぼす補中益気湯の効果. 日本東洋醫學雜誌. 2003;54:S233.
71. 矢久保修嗣 外. 補中益気湯による気虚の症状と体温の変化. 日本東洋醫學雜誌. 2000;51:461.
72. Satoh N et al. A randomized double blind placebo-controlled clinical trial of Hochuekkito, a traditional herbal medicine, in the treatment of elderly patients with weakness N of one and responder restricted design. Phytomedicine. 2005;12:549.
73. Kimura M et al. Preventive effect of a traditional herbal medicine, Hochu-ekki-to, on immunosuppression induced by surgical stress. Surg Today. 2008;38:316.
74. 斎藤 信也 外. 胃癌・大腸癌の手術侵襲に対する漢方補剤TJ-41の効果について. 日本臨床外科学会雑誌. 2006;67:568-574.
75. 仲秀司 外. 2.手術後窒素代謝およびサイトカイン動態に対する漢方補剤の改善効果. Prog Med. 2002;22:1360.
76. Jeong JS et al. Bojungikki-tang for cancer-related fatigue: A pilot randomized clinical trial. Integr Cancer Ther. 2010;9:331.
77. 谷口彰治 外. 帯状疱疹後神経痛に 対する 補中益気湯の効果. 皮膚科の臨床. 1999;41:601.
78. 谷口彰治 外. 帯状疱疹後神経痛に対する補中益気湯の予防効果. Prog Med. 2002;22:863-865.
79. 松永直子. 難治性の帯状疱疹後神経痛に対する補中益気湯の使用経験. 日本東洋醫學雜誌.

2008;59:217.
80. 竹村司 外. 補中益気湯のアトピー性皮膚炎に対する有用性の検討ーステロイド外用薬使用量の変化についてー. Prog Med. 2009;29:1441.
81. 古江増隆 外. 気虚を有するアトピー性皮膚炎患者に対するカネボウ補中益気湯の効果: 多施設二重盲検法による検討. アレルギー. 2005;54:1020.
82. Kobayashi H et al. The effects of Hochu-ekki-to in patients with atopic dermatitis resistant to conventional treatment. Int J Tissue React. 2004;26:113.
83. Kobayashi H et al. Efficacy and safety of a traditional herbal medicine, Hochu-ekki-to in the long-term management of Kikyo（delicate constitution） patients with atopic dermatitis: A 6-month, multicenter, double-blind, randomized, placebo-controlled study. Evid Based Complement Alternat Med. 2010;7(3):367.
84. 川喜多卓也 外. 虚弱体質(気虚)を呈するアトピー性皮膚炎患者に対するカネボウ(現クラシエ)補中益気湯エキス細粒の有効性と安全性の検討. 医学と薬学. 2009;61:725.
85. 中西健史 外. 小児アトピー性皮膚炎における易感染状態に対する補中益気湯の効果. 日本東洋醫學雜誌. 2001;51:180.
86. 佐藤西森 外. 小児の湿疹に対する補中益気湯加薏苡仁の効果. 日本東洋醫學雜誌. 2000;51:7.
87. Akita S, et al. The beneficial effect of traditional Japanese herbal (Kampo) medicine, Hochu-ekki-to (Bu-Zhong-Yi-Qi-Tang), for patients with chronic wounds refractory to conventional therapies: A prospective, randomized trial. Wound Repair Regen. 2019 Nov;27(6):672-679.
88. Fukumura N et al. 回復期リハビリテーション病棟において， 補中益気湯は脳血管障害後遺症患者の 炎症性合併症発症率を抑制する —多施設ランダム化比較試験による検討—. Jpn J Rehabil Med 2017；54：303-314.
89. Satoh N, et al. A randomized double blind placebo-controlled clinical trial of Hochuekkito, a traditional herbal medicine, in the treatment of elderly patients with weakness N of one and responder restricted design. Phytomedicine. 2005 Aug;12(8):549-54.
90. 川俣博嗣 外. 高齢者の腹満や便通障害に対する補中益気湯の使用経験. 日本東洋醫學雜誌. 2008;59:169.
91. 中田薫. 補中益気湯エキス合大黄末が有効であった寝たきり老人の気虚便秘. 日本東洋醫學雜誌. 2007;58:149.
92. 中田薫. 特別養護老人ホーム入所者の便秘治療のための補中益気湯合大黄末の効果. 日本東洋醫學雜誌. 2008;59:178.
93. 玉野 雅裕 外. 高齢者の誤嚥性肺炎予防，QOL改善に対する補中益気湯の臨床的検討. 漢方医学. 2016;40(4):238-241.
94. 北原正和 外. 意識障害遷延例における補中益気湯のMRSA保菌予防効果. Biotherapy. 2002;16:261.
95. Nishida S. Effect of Hochu- ekki-to on asymptomatic MRSA bacteriuria. J Infect Chemother. 2003;9:58.
96. Itoh T et al. Five cases of MRSA-infected patients with cerebrovascular disorder and in a

bedridden condition, for whom Bu-Zhong-Yi-Qi-Tang (Hochu-ekki-to) was useful. Am J Chin Med. 2000;28:401.

97. 牛島聡. 腹会陰式直腸切除術後のMRSA骨盤膿瘍に補中益気湯が有効であった症例. 日本東洋醫學雜誌. 2008;59:194.
98. 福田泰樹, 吉田麻美, 佐伯彰夫, 近藤元治, 田中俊典, 大澤仲昭. 補中益気湯で全身状態の改善とMRSAの定着阻止がみられたクロイツフェルトーヤコブ病の一例. 日本東洋醫學雜誌. 2006;57:252.
99. 栗田誠, 柏木文蔵, 中村敏之, 加藤宣雄. 前立腺被膜下手術後遷延したMRSA感染症に補中益気湯が著効した1症例. 日本東洋醫學雜誌. 2001;51:222.
100. 岡成光. 補中益気湯の呼吸器感染3症例への使用経験から. 日本東洋醫學雜誌. 2008;59:236.
101. 北原正和.「MRSAの陰性化」に「十全大補湯、補中益気湯」が奏効した症例. 日本東洋醫學雜誌. 2006;57:161.
102. 牛島聡. 周術期MRSA感染症と補中益気湯. 日本東洋醫學雜誌. 2001;51(6):222.
103. Kohno J, et al. A Japanese traditional medicine Hochuekkito promotes negative conversion of vancomycin-resistant Enterococci. Sci Rep. 2021 May 28;11(1):11300.
104. 上野眞二. 高齢者の褥瘡に対する補中益気湯と紫雲膏の使用経験. 日本東洋醫學雜誌. 2007;58:201.
105. 熊本友香 外. 加齢男性性腺機能低下症候群に対する補中益氣湯の効果の検討. 日本東洋醫學雜誌. 2013;64(3):160.
106. Ishikawa H et al. The hormonal response to HCG stimulation in patients with male infertility before and after treatment with Hochuekkito. Am J Chin Med. 1992;20:157.
107. Furuya Y et al. Effect of Bu-zhong-yi-qi-tang on seminal plasma cytokine levels in patients with idiopathic male infertility. Arch Androl. 2004;50:11.
108. Akashi T et al. Effects of the herbal medicine hochuekkito on semen parameters and seminal plasma cytokine levels (TNF-α, IL-6, RANTES) in idiopathic male infertility. J Trad med. 2008;25:6.
109. 吉井慎一 外. 男子不妊症に対するツムラ補中益気湯の効果. 和漢医薬学会大会要旨集. 1989;6:147.
110. 井上雅 外. 女性腹圧性尿失禁に対する補中益氣湯の有用性に関する検討. 日本東洋醫學雜誌. 2010;61(6):853.
111. 丸山晋司. 性器脱に対する補中益気湯の臨床効果について. 日本東洋医学雑誌. 2009;60:591.
112. 齋田あけみ 外. 子宮下垂症, 膀胱下垂症に対するNumerical rating scale (主観的評価) および Baden-Walker grading (客観的評価)を用いた補中益気湯の臨床的有用性. 日本東洋医学雑誌. 2010;61:9.
113. 大野勉 外. 子宮脱、子宮下垂に対する補中益気湯の効果. 日本東洋醫學雜誌. 1996;47:451.
114. 篠崎徹. うつ病に対して抗うつ薬と補中益気湯を併用する意義について. 日本東洋醫學雜誌. 2006;57:234.
115. 日本東洋医学会. Clinical Practice Guideline Containing kampo Products in Japan 2019. B-23 アレルギー疾患治療ガイドライン 95 改訂版. https://www.jsom.or.jp/medical/ebm/cpg/pdf/B23.pdf (2022.10.17)

116. 국가한의임상정보포털. 알레르기 비염 한의표준임상진료지침. https://nikom.or.kr/nckm/module/practiceGuide/viewPDF.do?guide_idx=167 (2022.10.15)
117. 日本東洋医学会. Clinical Practice Guideline Containing kampo Products in Japan 2019. A-10 鼻アレルギー診療ガイドライン－通年性鼻炎と花粉症－2016 年版 (改訂第 8 版). https://www.jsom.or.jp/medical/ebm/cpg/pdf/A10.pdf (2022.10.17)
118. 日本東洋医学会. Clinical Practice Guideline Containing kampo Products in Japan 2019. B-28 呼吸器疾患治療用医薬品の適正使用を目的としたガイドライン: 漢方薬治療における医薬品の適正な使用法ガイドライン. https://www.jsom.or.jp/medical/ebm/cpg/pdf/B28.pdf (2022.10.17)
119. 日本東洋医学会. Clinical Practice Guideline Containing kampo Products in Japan 2019. B-50 高齢者の安全な薬物療法ガイドライン 2015. https://www.jsom.or.jp/medical/ebm/cpg/pdf/B50.pdf (2022.10.17)
120. 日本東洋医学会. Clinical Practice Guideline Containing kampo Products in Japan 2019. C-25 アレルギー総合ガイドライン 2013. https://www.jsom.or.jp/medical/ebm/cpg/pdf/C25.pdf (2022.10.17)
121. 日本東洋医学会. Clinical Practice Guideline Containing kampo Products in Japan 2019. A-19 アトピー性皮膚炎診療ガイドライン 2018. https://www.jsom.or.jp/medical/ebm/cpg/pdf/A19.pdf (2022.10.17)
122. 日本東洋医学会. Clinical Practice Guideline Containing kampo Products in Japan 2019. A-20 慢性痒疹診療ガイドラン. https://www.jsom.or.jp/medical/ebm/cpg/pdf/A20.pdf (2022.10.17)
123. 日本東洋医学会. Clinical Practice Guideline Containing kampo Products in Japan 2019. A-29 女性下部尿路症状診療ガイドラン. https://www.jsom.or.jp/medical/ebm/cpg/pdf/A29.pdf (2022.10.17)
124. 국가한의임상정보포털. 갱년기 장애 및 폐경기후 증후군 한의표준임상진료지침. https://nikom.or.kr/nckm/module/practiceGuide/viewPDF.do?guide_idx=162 (2022.10.15)
125. 日本東洋医学会. Clinical Practice Guideline Containing kampo Products in Japan 2019. A-32 産婦人科診療ガイドライン-婦人科外来編 2017. https://www.jsom.or.jp/medical/ebm/cpg/pdf/A32.pdf (2022.10.17)
126. 日本東洋医学会. Clinical Practice Guideline Containing kampo Products in Japan 2019. C-23 小児起立性調節障害診断・治療ガイドライン -小児心身医学会ガイドライン集 改訂第 2 版. https://www.jsom.or.jp/medical/ebm/cpg/pdf/C23.pdf (2022.10.17)
127. 日本東洋医学会. Clinical Practice Guideline Containing kampo Products in Japan 2019. B-16 夜尿症診療ガイドライン 2016. https://www.jsom.or.jp/medical/ebm/cpg/pdf/B16.pdf (2022.10.17)
128. 국가한의임상정보포털. 소아·청소년 성장장애 한의표준임상진료지침. https://nikom.or.kr/nckm/module/practiceGuide/viewPDF.do?guide_idx=220 (2022.10.15)
129. 국가한의임상정보포털. 암 관련 증상 한의표준임상진료지침. https://nikom.or.kr/nckm/module/practiceGuide/viewPDF.do?guide_idx=144 (2022.10.15)
130. 국가한의임상정보포털. 유방암의 보완치료 한의표준임상진료지침. https://nikom.or.kr/nckm/module/practiceGuide/viewPDF.do?guide_idx=152 (2022.10.15)
131. 日本東洋医学会. Clinical Practice Guideline Containing kampo Products in Japan 2019. B-5 がんの補完代替療法クリニカル・エビデンス 2016 年版. https://www.jsom.or.jp/medical/ebm/cpg/pdf/

B05.pdf (2022.10.17)
132. 국가한의임상정보포털. 과민대장증후군 한의표준임상진료지침. https://nikom.or.kr/nckm/module/practiceGuide/viewPDF.do?guide_idx=218 (2022.10.17)
133. 日本東洋医学会. Clinical Practice Guideline Containing kampo Products in Japan 2019. C-30 口腔扁平苔癬全国調査に基づいた病態解析および診断基準·治療指針の提案. https://www.jsom.or.jp/medical/ebm/cpg/pdf/C30.pdf (2022.10.17)
134. 국가한의임상정보포털. 중풍 한의표준임상진료지침. https://nikom.or.kr/nckm/module/practiceGuide/viewPDF.do?guide_idx=159 (2022.10.17)
135. 국가한의임상정보포털. 안면신경마비 한의표준임상진료지침. https://nikom.or.kr/nckm/module/practiceGuide/viewPDF.do?guide_idx=150 (2022.10.17)
136. 국가한의임상정보포털. 현훈 한의표준임상진료지침. https://nikom.or.kr/nckm/module/practiceGuide/viewPDF.do?guide_idx=145 (2022.10.17)
137. 국가한의임상정보포털. 고혈압 한의표준임상진료지침. https://nikom.or.kr/nckm/module/practiceGuide/viewPDF.do?guide_idx=163 (2022.10.17)
138. 국가한의임상정보포털. 수족냉증 한의표준임상진료지침. https://nikom.or.kr/nckm/module/practiceGuide/viewPDF.do?guide_idx=155 (2022.10.17)
139. 국가한의임상정보포털. 자폐스펙트럼장애 한의표준임상진료지침. https://nikom.or.kr/nckm/module/practiceGuide/viewPDF.do?guide_idx=156 (2022.10.15)
140. 국가한의임상정보포털. 화병 한의표준임상진료지침. https://nikom.or.kr/nckm/module/practiceGuide/viewPDF.do?guide_idx=147 (2022.10.15)
141. 日本東洋医学会. Clinical Practice Guideline Containing kampo Products in Japan 2019. A-27 線維筋痛症診療ガイドライ 2017. https://www.jsom.or.jp/medical/ebm/cpg/pdf/A27.pdf (2022.10.17)
142. 국가한의임상정보포털. 턱관절장애 한의표준임상진료지침. https://nikom.or.kr/nckm/module/practiceGuide/viewPDF.do?guide_idx=146 (2022.10.15)
143. 국가한의임상정보포털. 슬관절전치환술후 한의치료-수술후증후군 한의표준임상진료지침. https://nikom.or.kr/nckm/module/practiceGuide/viewPDF.do?guide_idx=174 (2022.10.15)
144. 국가한의임상정보포털. 만성피로 한의표준임상진료지침. https://nikom.or.kr/nckm/module/practiceGuide/viewPDF.do?guide_idx=157 (2022.10.17)

진료실 스케치 첩약급여 시범사업에 음모론을 제기하는 사람들에게...

첩약급여 시범사업이 진행 중이다. 이 사업은 2020년 시작 당시부터 끈질기게 양의사들의 공격을 받아왔다. 도를 넘어선 공격이 있어 왔는데, 실제로 의대부속병원과 한의대부속한방병원이 함께 존재하는 경희의료원 대문에는 2020년 이 사업을 '의료4대악'으로 규정하는 대자보가 붙기도 했다.

이런 배경 속에서 2024년 2차 사업 시작 당시, 한방병원에서 사업이 시작됨을 공지하기 위해 경희의료원 전 직원 앞에서 이 사업을 소개할 기회가 있었다. 당시 발표문을 소개한다.

안녕하십니까? 한방병원 기획진료2차장 맡고 있으며 이번에 첩약급여시범사업 TF장을 맡은 권승원입니다. 첩약급여시범사업을 안내할 기회를 주신 관계자 여러분들께 감사의 인사를 드립니다. 무엇보다 이 제도가 빠르게 우리 병원에서 시행될 수 있게 도움을 주신 전산팀, 보험심사팀, 한방약무팀 관계자분들께 감사의 인사를 전합니다.

제게 주어진 시간이 짧지만, 첩약급여시범사업을 본격적으로 소개하기에 앞서 이전 2020년 의료사태 당시 원내에 붙었던 전공의단체의 대자보나 의과대학 교수님들의 성명서를 토대로 판단했을 때, 이 제도와 관련된 원내 진료진, 행정팀 등 제반 직군 내 꽤나 큰 오해가 있는 것 같아, 이 오해를 해소하고자 먼저 이 사업의 배경에 대해 설명드리고자 합니다. 항간에는 '정체를 알 수 없는 검은물'에 보험적용을 하느니 필수의료를 살리는데 써야한다, 항암치료도 보험을 해주지 않으면서 왠 '정체를 알 수 없는 검은물'에 보험비를 쓰는가라는 의문을 제기하시는 분들이 계신 것으로 압니다.

하지만, 첩약급여시범사업의 대상이 되는 첩약은 '정체를 알 수 없는 검은물'이 아닙니다. 2016년부터 시작된 한의표준임상진료지침 사업을 통해 개발된 진료지침 상 한약치료가 권고등급 B 이상의 평가를 받은 질환분야에 사업이 적용되며, 지침에 기반한 각 분야별 '기준처방'에 적용됩니다. 아울러 처방내역서를 통해 처방구성 약재, 원산지가 모두 공개됩니다. 이는 데이터베이스화되어 추후 보다 효과적이고 안전한 한약치료의 큰 기반이 될 것입니다. 첩약보다는 다른 분야에 써야만 한다는 의견은 직역 이기주의로 밖에 볼 수 없습니다. 현재 한방의 건강보험 점유율은 고작 3%에 머물러 있으며, 이번 2단계 시범사업의 추계 재정은 연 600억원 정도로 경희대학교한방병원 2개를 운영할 매출에도 미치지 못합니다. 한방에 고작 이 정도 재정이 투입되는 것인데, 고작 이 정도 예산으로 필수의료도 살리고, 항암치료도 모두 보조한다는 것은 억지에 가깝습니다. 아마 말씀하시는 사업들의 반의 반도 커버할 수 없는 수준의 예산일 것입니다.

마지막으로 본 사업은 국민의 니즈에 맞춰 시행되었습니다. 대한민국 건강보험은 국민개보험 제도를 선택하고 있습니다. 소위 강제 가입입니다. 강제 가입된 국민들 중 한방치료를 원하는 국민의 니즈도 반영되어야만 하는 것입니다. 그렇기에 한방치료를 원하는 사람은 따로 보험을 만들라는 주장도 법리에 맞지 않습니다. 이번 첩약급여시범사업은 현재 3년에 1번 진행되는 국가승인통계 "2017년 한방의료이용 및 한약소비실태조사"의 결과에 기반하여 기획되었습니다. 해당조사에서 한방치료를 찾는 환자들의 보장성 강화 요구사항 중 첫 번째 자리를 차지한 것이 바로 '첩약'이었습니다.

직원 여러분 이와 같은 배경에 대해 인지해주시고 첩약급여시범사업에 대해 문의해주시는 환자가 계시다면 팩트에 근거한 안내를 해주실 것을 부탁드립니다. 그럼 지금부터 간략히 첩약급여시범사업의 프로세스에 대해 안내드리겠습니다.

02

이기제

3 작약감초탕 만능 통증해결사!

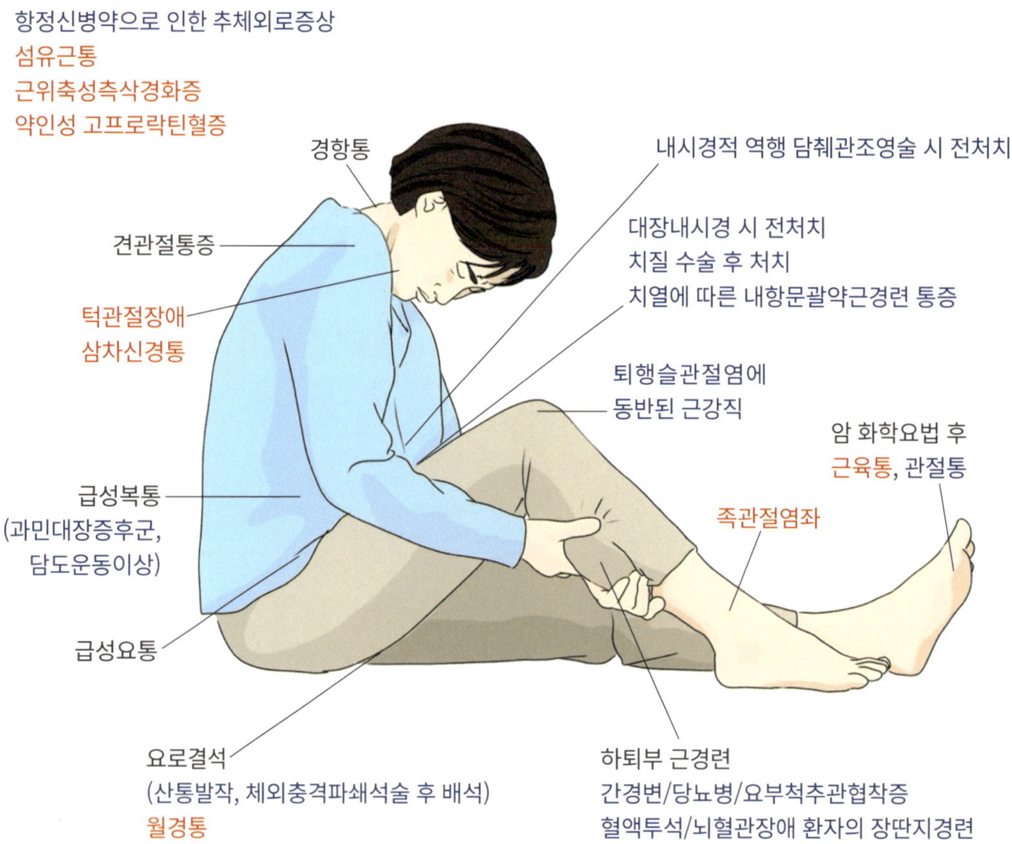

검은색 작약감초탕의 전형 증후
청 색 임상연구를 통해 확인된 작약감초탕의 증후/질환
적 색 임상진료지침에 수록된 작약감초탕의 증후/질환

그림 19 현대 작약감초탕증
(佐藤 弘, 木村 容子, 漢方スクエア 編集部. 絵でわかる漢方処方. 南山堂. 2022. pp. 108. 개정인용.)

대표 증례 **62세 여성**

매일 밤 장딴지에 쥐가 난다며 내원했다.

5년전 요추간판탈출증으로 수술을 받았다. 이 외 특별한 질환은 없으나, 한 주 전, 돌이 갓 지난 손자를 봐준 뒤 밤마다 장딴지에 쥐가 나 자다가 깨게 된다. 소화력에는 큰 이상은 없다. 오로지 장딴지 쥐나는 현상이 너무 힘들다.

작약감초탕 엑스제를 취침 전 2포씩 복용하도록 했다. 복용 중 부종이나 혈압상승, 기침 같은 호흡기증상이 갑자기 생기지 않는지 살펴보라고 지도했다. 2주 후 "한번도 쥐가 나지 않았어요, 그동안 아이 보느라 다리가 무거웠는데 다리도 가벼워진 것 같아요. 그래도 된다고만 하시면 더 복용하고 싶어요"라고 했다. 하지만, 목표로 했던 증상개선을 달성했으므로 약은 중단했다. 혹시 또 다시 증상이 있다면 다시 내원하도록 안내했다.

중국 후한시대에 편찬된 『상한잡병론(傷寒雜病論)』에 처음 등장한 작약감초탕(芍藥甘草湯)은 '작약'과 '감초' 단 2가지 약재로 구성된 매우 심플한 처방이다. "거장탕(去杖湯)"이라는 별명으로도 불리는데, 말 그대로 작약감초탕을 복용하면 지팡이를 짚고 다니던 사람이 순식간에 지팡이 없이 걸을 수 있게 된다는 의미로, 뛰어난 진통작용을 빗댄 것이다. 별명의 연원처럼 주로 장딴지 경련성 통증(비복근경련) 같은 골격근 경련성 통증을 치료하는 약으로 활용되어 왔으나, 평활근의 경련성 통증에도 유용한 것으로 알려져 있다. 실제로 현재 급성위염, 요로결석, 담석으로 인한 통증에도 빈번히 활용되고 있다. 따라서, 작약감초탕의 적응증을 한 마디로 요약하자면, "부위 불문 급격히 발생한 경련성통증"이라 할 수 있겠다.

작약감초탕 개요

작약감초탕은 처방명대로 작약과 감초로 구성된다. 『중의임상을 위한 방제학』에 따르면, 본 처방의 주치와 효능은 다음과 같다[1].

주치 간음부족(肝陰不足), 간기승비(肝氣乘脾)

효능 유간해경(柔肝解痙), 완급지통(緩急止痛) [억목배토(抑木培土)]

처방구조 분석

작약감초탕은 골격근 및 평활근 경련에 따른 통증을 완화하는 작용이 있다. 이를 보다 상세히 분석하자면, 크게 주요병태에 해당하는 "골격근 및 평활근 경련"을 개선하는 작용과 근경련이라는 병태로 인해 발생한 "통증"을 억제하는 작용으로 구성된다. 작약의 '진경진통(鎭痙鎭痛) 작용'이 주요병태를 해결하고, 작약과 감초의 '완급지통(緩急止痛) 작용'이 통증자체의 완화를 담당하는 방식이다. 이렇게 작약감초탕은 통증의 기저원인에 해당하는 근경련과 그로 인해 발생한 통증을 한 번에 해결하는 구조를 갖추고 있다.

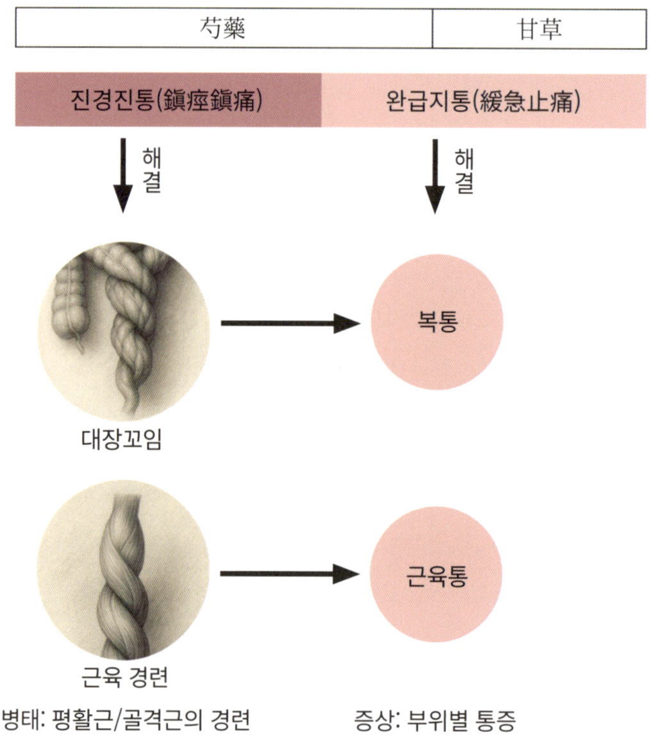

그림 20 작약감초탕 처방구조의 분석

(후쿠토미 토시아키 저, 권승원 역. 한방123처방 임상해설. 청홍. 2021. pp. 42. 개정인용.)

제제약 효능효과

한국과 일본의 식약처에서는 작약감초탕의 이러한 특성을 반영하여 표 3-1과 같이 엑스제의 적응증을 규정하고 있다[2,3].

표 9 작약감초탕 엑스제의 적응증[2,3]

한 국	급격히 일어나는 근육의 경련을 수반하는 통증
일 본	급격하게 일어나는 근육의 경련을 동반한 통증

주요 약리작용

작약감초탕의 약리작용은 크게 2가지 작용으로 나눠 볼 수 있다. 바로 근이완작용과 중추성 진통작용이다. 근이완작용은 작약의 주성분인 페오니플로린과 감초의 주성분인 글리시리진을 통해 발휘된다. 페오니플로린은 신경근 시냅스에서 Ca^{2+} 채널에서의 Ca^{2+}의 세포내 유입을 억제하며(칼슘이온의 세포내 유입억제), 글리시리진은 Ca^{2+} 존재 하에서 포스포리파제A2를 통해 K^{+}의 세포 외 유출을 촉진시켜(칼륨이온의 세포외 유출촉진) 아세틸콜린 수용체를 억제함으로써 근이완작용을 일으킨다[4-9].

중추성 진통작용은 척수 하행성 노르아드레날린 신경계[척수의 α2수용체]의 활성화를 통해 일어난다[10]. 우리가 통증을 느끼는 기전은 다음과 같다. 말초에 자극이나 장애가 발생하면, 통증 자극이 일차감각신경을 통해 척수로 전달되며, 이후 상행성 통각발현계를 통해 시상으로 전달되면서 통증을 느끼는 것이다. 반면, 뇌와 척수 사이에는 하행성 통각억제계가 존재하여 말초에서 척수로 전달되어 온 통증자극을 척수에서 차단함으로써 통증을 억제하기도 한다. 바로 이러한 하행성 통각억제계에는 노르아드레날린 신경계와 세로토닌 신경계가 있으며, 작약감초탕은 이 둘 중 노드아드레날린 신경계를 활성화함으로써 통증을 억제하는 것으로 알려져 있다. 이 외에도 항염증작용, 근피로억제작용, 말초혈관확장작용, 항알레르기작용 등이 있는 것으로 알려져 있다[11,12].

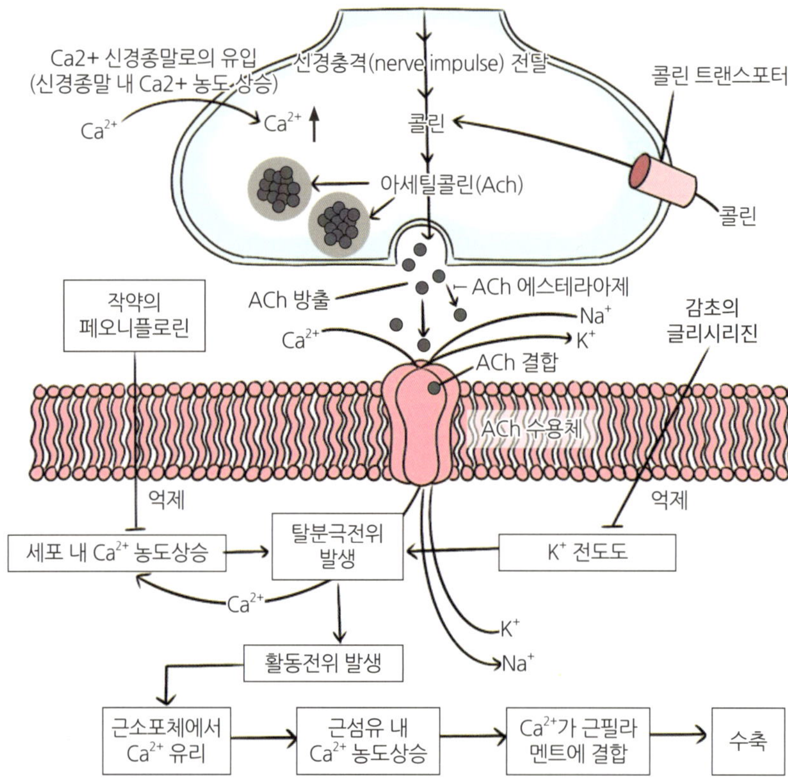

그림21 작약감초탕의 근이완작용 기전

(木村正康, 外.芍薬甘草湯による骨格筋の弛緩作用. 漢方医学. 2011;35:154-155.
中永士師明. EBMによる救急・集中治療領域の漢方の使い方. ライフ・サイエンス. 2011. pp. 33. 개정인용.)

작약감초탕 활용의 발전사 (표 10, 그림 19, 22참조)

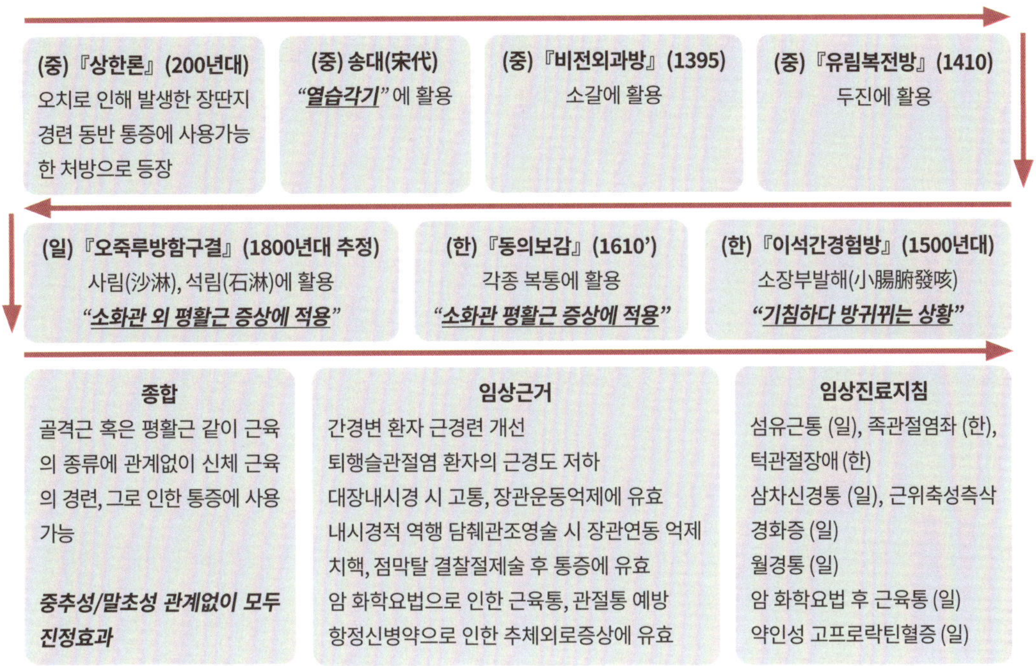

그림22 작약감초탕 활용의 연대표
(일): 일본문헌, (중): 중국문헌, (한): 한국문헌

작약감초탕은 앞서 언급한 것처럼 **『상한잡병론』**에서 처음 그 모습을 보였다. 이전에 시행한 **감염질환 치료가 잘못되어 발생한 궐역(厥逆), 그리고 거기에 동반된 장딴지 경련을 동반한 통증**을 조절하기 위한 처방으로 등장했다[13]. 이러한 하지 근육통 개선효과를 이어받아, 중국 송대(宋代)의 오언기(吳彦夔)의 **『전신적용방(傳信適用方), 1180년』**[14], 주좌(朱佐)의 **『유편주씨집험의방(類編朱氏集驗醫方), 1266년』**[15]에는 **발적, 번열, 부종을 동반한 열습각기(熱濕脚氣)를 치료**하는 처방으로 기록되었다. 하지만 이후 대부분의 의서에서는『상한잡병론』의 문구를 그대로 인용하거나, 하지 근육통 개선효과를 응용한 기록을 남겨두었다. 하지만 이것이 모두가 아니다. 다양한 의사들의 활용 경험을 거치면서 그 적응증은 꾸준히 확대되어 갔다. 조의진(趙宜眞)의 **『비전외과방(秘傳外科方), 1395년』에서는 소갈(消渴) 처방**으로[16], 유림(有林)의 **『유림복전방(有林福田方), 1410년』에서는 두진(痘疹) 치료**를 위한 처방의 일환으로 작약감초탕을 소개했다[17]. 조선 전기에 활약한 이석간(李碩幹, 1509~1574)의 **『이석간경험방(李石澗經驗方)』**에서는 기

침을 하다 방귀를 뀌는 **소장부발해(小腸腑發咳)**에 응용하기도 했다[18].

이어 원 창방의도였던 골격근 경련에 의한 통증을 벗어나 평활근 경련에 의한 통증으로 활용범위가 확장되기 시작한다. 조선 허준(許浚)의 **『동의보감(東醫寶鑑), 1610년』** 에서는 이전 몇 의서를 출처로 들며 **각종 복통(설사로 인한 복통 포함)에 작약감초탕을 활용**할 것을 추천했다[19]. 다만, 평활근 경련에 의한 통증이기는 하나 소화관에 국한된 응용이었다. 이것이 일본 에도시대의 이나바 분레이가 저술한 『복증기람(腹證奇覽), 1800년』에 이르러 처음으로 복진 소견 상 '구련(拘攣)과 급박(急迫)'이 확인되는 다양한 질환에 이 처방을 활용할 수 있다는 내용이 제안되며, 하지나 소화관 이외 다양한 부위의 경련성 통증에도 활용할 수 있음이 시사되기 시작했다. 이후 급기야 또 한번의 전환점이 찾아온다. 일본 에도시대 후기의 의사 도도 칸인(1774-1839), 도도 큐소(1808-1878)가 저술한 **『오죽루방함구결(梧竹樓方函口訣)』** 에서 **작약감초탕을 요관결석의 처방으로 제안**한 것이다[20]. 자세한 내용을 살펴보면, 임증(淋症)에 대한 처방 중 하나로 작약감초탕을 제안하였는데, 다양한 임증 중에서도 사림(沙淋) 또는 석림(石淋)에 해당하는 내용이므로 현재의 요관결석에 해당하는 것으로 보인다. 드디어 소화관 이외의 평활근 경련성 통증에 대한 활용의 길이 열린 것이다.

이후, 현대의 『일본동양의학회지 제3권 1호-작약감초탕 연구(제1보)』에서는 다음과 같이 작약감초탕의 효능기전을 설명했는데, 이 설명은 지금도 작약감초탕의 진통효과를 설명하는데 가장 흔히 활용되는 문구이다.

"골격근 혹은 평활근 같은 근육의 종류에 관계없이 신체근육의 경련을 일으키는 증상이 나타난 경우, 그것이 중추성이든 말초성이든 관계없이 모두 진정효과를 보이는 것으로 보인다."[20] 이러한 발전사가 현대의 작약감초탕 활용범위에 고스란히 녹아 있다. 최근 작약감초탕이 장딴지 경련성 통증(특발성, 간경변, 당뇨병, 혈액투석 환자 포함), 암 화학요법 시 부작용으로 나타나는 근육 및 관절통, 암 화학요법 시 딸꾹질, 대장내시경검사 시 전처치 및 복통, 내시경적 역행 담췌관조영술(endoscopic retrograde cholangiopancreatography, ERCP) 시행 시의 십이지장 경련(spasm) 억제, 수술 후 통증, 각종 복통(과민대장증후군, 담도운동이상 등), 내항문괄약근 경련에 따른 항문통, 감염성 설사, 요로결석 시 산통, 요로결석에 대한 체외충격파쇄석술(extracorporeal shock wave lithotripsy, ESWL) 후 배석촉진, 요통, 안면경련 등에 유효하다는 근거가 꾸준히 축적되어 오고 있다. 주요 임상연구의 결과를 요약하면 표 10과 같다.

표 10 작약감초탕 관련 주요 임상연구결과[21-58]

하퇴부 근경련	- 간경변환자의 장딴지 경련을 예방 및 개선[21-23] - 당뇨병환자의 장딴지 경련의 횟수와 강도를 완화[24,25] - 요부척추관협착증 환자의 장딴지 경련을 개선[26-28] - 혈액투석 환자의 장딴지 경련을 개선[29-34]
퇴행슬관절염	- 근강직[35]
시술 전/중/후 상태	- 대장내시경검사 시 고통경감, 장관운동억제에 유효[36-41] - 내시경적 역행 담췌관조영술 시 장관연동을 억제[42,43]
각종 복통	- 과민대장증후군과 담도운동이상 등에 의한 복통에 유효[44]
요로결석	- 요로결석에 의한 산통발작에 유효[45] - 상부 요로결석에 대한 체외충격파쇄석술 후 배석촉진효과[46,47]
항문질환	- 치열에 따른 내항문괄약근경련에 동반된 통증에 유효[48] - 치핵, 점막탈 결찰절제술 후 통증에 유효[49-52]
암 화학요법 부작용	- 카르보플라틴/파클리탁셀 투약 시 근육통, 관절통을 예방[53-57]
항정신병약 부작용	- 항정신병약 투약 중 발생하는 추체외로증상에 유효[58]

CPG 속 작약감초탕의 모습은? (표 11, 그림 19 참조)

CPG 속 작약감초탕은 어떻게 활용되고 있을까? 앞서 살펴본 작약감초탕의 발전사, 그리고 새롭게 밝혀진 약리기전에 근거한 응용례가 총 12건의 CPG 속에 녹아 들어있다.

대부분 강력한 '진통효과'를 활용하여 "**통증의학 분야**"에서 활용하고 있다. 가장 눈에 띄는 것은 '**섬유근통**'이다. "(일본) 일본신경학회 표준적치료: 만성통증"에서는 심리적 요인이 강력히 반영되는 섬유근통 같은 만성통증 치료 시, 동양의학적 관점에서 처방할 필요가 있음을 언급하였는데, 이 때, 소경활혈탕, 우차신기환, 계지복령환, 가미소요산, 온경탕, 억간산, 억간산가진피반하와 함께 섬유근통에 활용해 볼 수 있는 처방으로 작약감초탕을 제시했다[59]. 특히, 작약감초탕은 월경주기나 냉증에 의해 악화되는 섬유근통에 활용해 볼 수 있다며 구체적인 적응증도 명시하였다. "(일본) 섬유근통 진료가이드라인2017"에서도 역시 작약감초탕을 언급하였다[60]. 동시에 주의사항으로 섬유근통 한방치료 시, 단순 병명진단이 아닌 증(證) 판단이 중요함을 언급하여, 모든 섬유근통에 무턱대고 작약감초탕을 활용할 수는 없음을 시사했다.

근골격계질환의 통증에 대한 권고도 존재한다. "(한국) 족관절염좌 한의표준임상진료지침"에서는 성인의 '**급성 족관절염좌**'에 변증에 따른 한약 처방을 고려할 수 있다고 언급했는데, 근육경련이 동반되어 있는 경우 작약감초탕을 활용할 수 있다고 권고했다. 참고로 어혈, 타박의 경우 당귀수산, 국소 부종과 발열이 동반된 경우 청열사습탕, 풍습일 경우 방기황기탕을 사용하도록 추천했다[61]. 턱관절장애 치료에 관해서도 작약감초탕 활용이 추천되었다. "(한국) 턱관절장애 한의표준임상진료지침"에 따르면, 성인 '**턱관절장애**' 임상진료 시 증상개선을 위해 한약치료를 고려해야 하는데 그 때 사용할 수 있는 처방 중 하나가 작약감초탕인 것으로 권고되었다. 작약감초탕과 함께 턱관절장애에 추천된 처방은 쌍화탕, 갈근탕, 보중익기탕, 만금탕 및 가미소요산이었다[62].

통증이나 골격근경련을 동반한 "**신경질환 분야**"의 CPG에도 작약감초탕이 등장한다. "(일본) 일본신경학회 표준적치료: 삼차신경통"에서는 증례가 많지 않지만, '**삼차신경통**'에 한방약 활용이 유효했다는 보고가 여기저기 등장함을 언급하며 작약감초탕도 후보 처방 중 하나로 언급했다[63]. 작약감초탕과 함께 활용 가능할 것으로 제시된 처방은 오령산, 시호계지탕, 소시호탕, 시호가용골모려탕, 계지가작약탕이었다. 루게릭병으로 잘 알려져 있는 난치신경질환 **'근위축성측삭경화증'의 경련동반 통증** 조절에도 대증요법 중 하나로 작약감초탕을 활용할 수 있다는 문구가 등장한다("(일본) 근위축성측삭경화증 진료가이드라인 2013")[64]. 통증에 대한 대처법 관련 임상질문에 대한 답으로 통증동반 근경련 시 활용할 수 있는 약제가 제안된 것이었는데, 여기에 근이완제(바클로펜, 단트롤린), 멕실레틴과 함께 작약감초탕이 유효한 것으로 제안되었다.

"**부인과질환 영역**"에서도 **월경통에 대한 응급처치약**으로 소개되어 있다. "(일본) 산부인과진료가이드라인-부인과외래편"에서는 월경통이 극심할 때, 바로 작약감초탕을 복용하면 통증조절이 가능함을 언급하면서, 평상시 치료로는 당귀작약산, 가미소요산, 계지복령환, 도핵승기탕, 당귀건중탕 등을 증(證)에 맞춰 활용할 것을 제안했다[65].

더불어 "**종양내과 영역**"에서는 **암 화학요법 시(파클리탁셀 적용 시) 발생한 근육통, 관절통** 개선 목적으로 작약감초탕을 활용할 수 있음을 제안하기도 했다("(일본) 암 보완대체요법 클리니컬 에비던스 2016년판")[66].

지금까지는 어찌 보면 당연한 제안일지도 모르겠다. 원래부터 진경진통효과를 토대로 활용되어 온 작약감초탕이 주로 통증을 동반한 임상현장에서 활용된 것을 확인했기 때문이다. 하지만, 전혀 다른 내용도 등장한다. 바로 **고프로락틴혈증**에 대한 응용이다. 사실, 이 내용은 난임에 대한 연구를 진행하던 학자들이 중심이 되어 처음 밝혀낸 작약감초탕의 새로운 효과이다. 새롭게 규명된 이 효과기전을 토대로 임상데이터가 축적된 결과, 작약감초탕이 항정신병약 유발성 고프로락틴혈증에 유효한 것으로 알려졌다. 이와 관련된 내용이 "(일본) 섭식장애 진단과 치료가이드라인 2005"에 등장한다. 섭식장애 환자가 약인성 고프로락틴혈증으로 무월경상태에 놓였을 때, 프로락틴 혈중농도 저하효과를 가진 작약감초탕을 활용하면 무월경상태 개선에 도움을 줄 수 있음을 언급한 것이다[67]. 전통 동양의학적 사고방식에서는 절대 나올 수 없었던 사용방법으로, 어찌보면 현대 동양의학의 진보된 일면을 볼 수 있는 장면이기도 하다.

이처럼 작약감초탕은 뛰어난 진통효과를 토대로 여러 방면에서 활용되고 있다. 하지만, 강력한 진통효과만큼 부작용 발생에도 주의가 필요하다. 이런 현실이 반영된 것일까? 지금까지 소개했던 다른 처방들과 달리, 유독 작약감초탕의 **부작용을 경고**한 CPG도 눈에 띈다. "(일본) 고혈압진료가이드라인 2014"와 "(일본) 고령자 안전한 약물요법 가이드라인"에서는 **감초의 가성알도스테론증 유발에 따른 혈압상승 가능성**을 언급하며, 특히 고령자(60세 이상), 장기투여, 다량투여는 주의가 필요함을 언급했다[68,69]. "(일본) 약제성폐장애 진단치료 매뉴얼 2018[제2판]"에서는 **작약감초탕 복용 후 약제성 폐렴이 발견되었던 한 증례**를 소개하며, 이 증례가 작약감초탕 복용 전 이미 특발간질성 폐렴을 가지고 있었을 가능성을 배제할 수는 없지만, 작약감초탕 복용 중 급격한 호흡기증상의 악화를 보일 경우, 약제성 폐렴도 의심해야 함을 언급했다[70]. 이 점은 우리 일상외래에서도 일어날 수 있는 일이므로 작약감초탕 사용 시, 주의 깊게 살필 필요가 있겠다.

표 11 CPG 속 작약감초탕(총 12건의 CPG)[59-70]

내용	관련 CPG
통증질환	(섬유근통) [일본] 일본신경학회 표준적치료: 만성통증[59] [일본] 섬유근통 진료가이드라인2017[60] (족관절염좌) [한국] 족관절염좌 한의표준임상진료지침[61] (턱관절장애) [한국] 턱관절장애 한의표준임상진료지침[62]
신경질환	(삼차신경통) [일본] 일본신경학회 표준적치료: 삼차신경통[63] (근위축성측삭경화증) [일본] 근위축성측삭경화증 진료가이드라인 2013[64]
부인과질환	(월경통) [일본] 산부인과진료가이드라인-부인과외래편[65]
종양내과	(암 화학요법 후 근육통) [일본] 암 보완대체요법 클리니컬 에비던스 2016년판[66]
기타	(약인성 고프로락틴혈증) [일본] 섭식장애 진단과 치료가이드라인 2005[67]
부작용	(약제성 고혈압) [일본] 고혈압진료가이드라인 2014[68] [일본] 고령자 안전한 약물요법 가이드라인[69] (약제성 폐렴) [일본] 약제성폐장애 진단치료 매뉴얼 2018[제2판][70]

임상의의 눈

이 내용을 어떻게 임상에 적용할까? "경련"과 "통증" 이 두 키워드를 기억하는 것이 중요하다. 경련을 동반한 통증에 좋은 효과를 보인다고 이해하면 되겠다. 동시에 실험실 데이터를 통해 밝혀진 프로락틴 혈중농도저하 효과는 따로 기억해두자. 기존의 동양의학적 사고로는 생각해내기 어려운 임상적용이 가능해질 것이다.

무엇보다 가장 많이 사용할 수 있는 상황은 “장딴지 경련”이다. 특히, 야간 수면 시 쥐가 난다며 불편감을 호소하는 분들에게 좋은 효과를 보인다. 필자는 주로 작약감초탕으로 즉효를 낸 뒤, 사물탕, 팔미지황환, 독활기생탕, 삼기음 같은 처방으로 장기처치(예방목적)를 진행하고 있다. 다만, ‘냉증’이 동반되었는지를 미리 체크하여 활용하는 것이 좋다. 작약감초탕을 써도 증상 개선이 잘 관찰되지 않는 사람들은 대개 발이 찬 경향을 보인다. 사실, 원 출처인 『상한잡병론』에서도 궐역(厥逆) 증상에 대해 온리(溫裏) 작용이 있는 감초건강탕을 먼저 사용한 후, 작약감초탕을 활용할 것을 권고하고 있다. 그렇다하여 작약감초탕이 듣지 않을 때 바로 감초건강탕을 복용시켜 볼 필요가 있는 것은 아니다. 먼저, 작약감초탕을 복용하면서 수면 전 족욕이나 발을 따뜻하게 하도록 지도한 뒤, 이후에도 효과가 나지 않을 시 약재를 추가하여 활용해보길 추천한다. 감초건강탕 외에 소경활혈탕 역시 작약감초탕이 무효한 증례에 유효하다는 보고가 있다[71,72]. 필자의 경험으로는 척추관협착증이 동반된 환자에서는 작약감초탕이 효과를 내지 못할 때 소경활혈탕이 좋은 결과를 보였다.

또한, 작약감초탕은 즉효성이 있는 처방이다. 경련성 통증 발생 시, 즉시 복용하면 좋은 효과를 볼 수 있는데 특히 앞서 설명한 장딴지 경련에 유효하다. 장딴지 경련에 대한 즉각 효과를 높이기 위해서는 엑스제의 경우, 2포(2회분)를 한 번에 복용하는 것도 좋다.

CPG에서 살펴보았듯 월경통 완화에도 사용할 수 있는데, 월경통은 장딴지 경련과 달리 어느 정도 예측 가능한 통증이다. 따라서 이러한 특성을 고려한 효율적인 복용방법이 필요하다. 작약감초탕은 투여 후 생체 내에서 화합물로 변하는 일종의 프로드러그(prodrug)로서 장내세균 분해로 효과가 발현되기 때문에 월경통에 사용할 경우에는 예정 월경 약 3일 전부터 1일 1~2포, 월경 시작부터 월경 끝날 때까지 1일 2~3포를 복용하는 것이 좋은 것으로 알려져 있다[73]. 참고하면 좋겠다.

마지막으로 작약감초탕은 위의 CPG 항목에서도 설명했듯 저칼륨혈증이나 가성알도스테론증 유발의 가능성이 있는 처방으로 막연한 장기복용은 피해야만 한다. 관련 선행 연구 결과를 종합하면 다음과 같다.

작약감초탕의 부작용 발현빈도는 1.1% 정도이며, 부작용은 투약 시작 15일 이내에 40% 정도에서 발현된다[74].

덧붙여 저칼륨혈증은 65세 이상에서 자주 나타나며 투여 시작 4주 이후, 작약감초탕 총 투약량이 210g을 넘어서면 발현빈도가 높은 것으로 보고되었다[74].

작약감초탕 복용 시 발생할 수 있는 가성알도스테론증의 발현빈도는 용량의존적 경향이 있다고 보고되기는 했지만, 동일한 투약량을 투약한 환자를 장기복용 여부에 따라 비교했을 때, 장기복용을 한 쪽에서 가성알도스테론증 증상의 발현빈도가 높은 경향을 보이지는 않았다[75].

다만 또 다른 보고에서는, 작약감초탕 투약일수가 길어질수록, 그리고 환자가 고령일수록 저칼륨혈증, 가성알도스테론증 발생 위험이 상승하는 것으로 보고되었다[76].

따라서, 투약의 목표가 된 증상이 개선되었다면 바로 중단하는 것이 바람직하겠다. 또한, 단기간 사용 시에도 환자에게는 부종 발생여부, 혈압상승 등에 대한 주의가 필요함을 설명하는 것이 좋고, 장기 사용 시에는 정기적인 전해질검사 시행이 필수적이다. 특히, 치아짓계 이뇨제, 루프 이뇨제, 인슐린 등을 적용 중이라면 상호작용에 의한 저칼륨혈증 발생 가능성에 보다 주의를 기울여야 한다[77]. 마지막으로 저신장, 저체중에 해당하는 환자나 고령자에서는 이러한 부작용이 보다 쉽게 일어나는 경향이 있다는 점도 기억해두면 좋겠다.

작약감초탕 관련 처방의 계보

작약감초탕: 기체로 인한 근육이상병태(골격근, 평활근[각종 소화관, 혈관 등]의 과긴장)의 기본처방(작약, 감초)

(냉증 동반)

+ 부자 ➡ **작약감초부자탕**: 냉증 동반(통증 동반) 근육이상병태

([전신용] 허약/만성질환용으로 변모)

+ 계지, 생강, 대조 ➡ **계지가작약탕류**(➡**계지가작약탕, 계지가작약대황탕, 소건중탕**) 참조

(소화기질환용-급성설사)

+ 백출, 복령 ➡ **삼백탕**: 소화관평활근 경련 설사 ver1 (+산통)
+ 백출, 진피, 방풍 - 감초 ➡ **통사요방**: 소화관평활근 경련 설사 ver2 (+산통 증대)
+ 백출, 진피, 방풍, 승마 - 감초 ➡ **사습탕**: 소화관평활근 경련 설사 ver3 (+산통, 승제필요)
+ 황금 ➡ **황금작약탕**: 소화관평활근 경련에 따른 설사 ver4 (+산통 & 염증, 혈변 동반 가능)

(소화기질환용-만성설사)

+ 인삼, 백출, 복령(사군자탕 방의), 육계, 당귀, 천궁, 앵속각 ➡ **위풍탕**: 만성 설사 ver1
+ 인삼, 백출, 복령(사군자탕 방의), 육계, 당귀, 앵속각, 가자, 육두구 ➡ **진인양장탕**: 만성 설사 ver2
+ 백출, 복령, 택사, 목향, 빈랑, 당귀, 황금, 황련 ➡ **당귀작약탕**: 만성 설사 ver3 (임산부용)

작약감초탕 치험례

하퇴부 근경련

75세 남성. 장딴지에 쥐가 매일, 그것도 수면 도중 새벽녘에 일어난다. 원래는 그 때마다 가족들이 방으로 와 다리를 주물러주면 호전되었는데, 최근 아내가 병원에 입원하여 혼자 있게 되면서 다음 날 아침까지 장딴지의 뻐근함이 지속되고 있다. 작약감초탕 엑스제를 취침 전 1포씩 복용하도록 했다. 1주 후, 1주간 장딴지 경련이 단 한 차례 발생했다. 그나마도 예전과 달리 이제는 경련이 생기더라도 장딴지의 뻐근함은 유지되지 않게 되었다. 계속 복용하길 희망했지만, 쥐가 자주 날 때만 저녁 취침 전 복용하면 됨을 설명했다.

해설: 작약감초탕의 전형증례이다. 이 증례와 같이 작약감초탕은 즉효를 보이는 것이 특징이다. 장딴지경련의 경우, 굳이 증상이 없는데도 예방을 목적으로 복용할 필요는 없다. 증상이 빈발하는 상황에서는 1~2주 정도만 복용을 시키는 방식으로 활용하면 된다. 경련이 발생한 뒤에 즉시 복용하는 것도 빠른 회복에 도움이 된다.

족저근막염

급성 족저근막염에 이환된 10명의 군인 환자에게 장딴지 강화 훈련 지도와 함께 작약감초탕 엑스제를 처방했다. 그 결과, 족부기능척도(foot function index, FFI), 통증강도가 모두 유의한 호전을 보였으며, 10명 중 7명은 증상의 완벽한 소실을 보였다.

해설: 족저근막염의 발생원인 중 하나가 비복근, 가자미근 복합체의 단축이다. 특히, 급성 족저근막염의 경우, 그 현상이 두드러짐을 경험하고는 한다. 본 증례는 필자가 군의관 시절의 경험으로 20대 초반의 남성군인을 대상으로 했다. 작약감초탕은 장딴지 경련에 주로 활용되는데, 그러한 효과를 응용하여 비복근, 가자미근 복합체의 단축에 응용을 했던 것이다.

(출처: Kwon S, Jung WS, Moon SK, Cho KH, Shin KH. Administration of an Herbal Complex, Jakyak-Gamcho-Tang (JGT), for Plantar Fasciitis in Military Medical Service: A Case Report. Explore (NY). 2017 Sep-Oct;13(5):344-347.)

만성신장병 환자의 하지불안증후군

56세 남성. 자세와 관계없이 가만히 있으면 발생하는 다리가 움찔거릴 것 같은 느낌으로 내원했다. 야간에 특히 악화되는 양상이며, 활동 시나 주간에는 완화된다. 이 환자는 28년전 만성신장병으로 신장이식을 받았으며, 3년 전부터는 이식신 기능부전으로 주3회 혈액투석 중이었다. 타병원에서 하지불안증후군 진단 하 도파민작용제(프라미펙솔) 등의 약제를 2개월간 투약했으나, 호전은 되지 않았다. 신장기능이 좋지 않아 다른 도파민작용제(로피니롤) 투약은 시도할 수 없었고, 한방치료를 희망하여 내원했다. 작약감초탕 엑스제를 1일 3회 복용하도록 했다. 투약 전 국제 하지불안증후군 점수척도(International Restless Legs Syndrome Study Group Rating Scale, IRLS)가 28점이었는데, 2주 뒤 23점, 4주뒤 20점까지 감소했다.

해설: 작약의 주성분인 파에오니플로린(paeoniflorin)은 아데노신A1수용체의 활성제 역할을 한다. 아데노신A1수용체는 감각과잉을 억제하는 역할을 하는데, 하지불안증후군 환자에서는 이 아데노신A1수용체의 기능이 떨어져 있다. 이에 필자는 하지불안증후군 환자의 경우, 작약감초탕 또는 작약감초탕 계보처방을 사용하여 치료하고 있다. 만성신장병 환자는 하지불안증후군이 빈발한다. 그런데 만성신장병 환자야말로 작약감초탕 또는 작약감초탕 계보처방을 활용한 치료가 필요하다. 기존 치료약인 도파민작용제 중 일부는 신장으로 대사되기 때문에 사용할 수가 없어 활용 가능한 약제가 제한될 뿐 아니라, 만성신장병 환자들은 항상 고칼륨혈증이 우려되는데, 작약감초탕은 오히려 (과사용 시에 국한되지만) 저칼륨혈증을 유도할 가능성이 있기 때문이다. 따라서 본 증례와 같이 만성신장병 환자가 하지불안증후군을 경험하고 있다면 한약처방을 적극 활용해야만 한다.

(출처: 정소민, 이성욱, 이한결, 조기호, 문상관, 정우상, 권승원. 만성 신장병 환자의 하지불안증후군에 대한 작약감초탕 치험 1례. 대한한방내과학회지. 2023;44(2):146-157.)

참고문헌

1. 神戸中医学研究会. 中医臨床のための方剤学. 東洋学術出版社. 2018. pp.115.
2. 의약품안전나라. 크라시에 작약감초탕. https://nedrug.mfds.go.kr/pbp/CCBBB01/getItemDetail?itemSeq=201309791 (2022.10.18)
3. 花輪 壽彦. 漢方処方ハンドブック. 医学書院. 2019. pp. 428.
4. Suganami A et al. The inhibitory effect of Sakuyakukanzoto on K+ current in H9c2 cells. Fukushima J Med Sci. 2014;60(1):22.
5. Kurosawa S et al. The herbal medicine shakuyaku–kanzoh–toh relax gastric smooth muscle and inhibit electric field stimulateon induced ileal contraction via cholinergic pathway. Gastroenterology. 2000;118:A221.
6. Tsuji S et al. Shakuyaku-kanzo-to inhibits smooth muscle contractions of human pregnant uterine tissue in vitro. J Obstet Gynaecol Res. 2012;38(7):1004.
7. Sumi G et al. Lipid-soluble fraction of Shakuyaku-kanzo-to inhibits myometrial contraction in pregnant women. J Obstet Gynaecol Res. 2015;41(5):670.
8. Imai A, et al. Possible evidence that the herbal medicine shakuyaku-kanzo-to decreases prostaglandin levels through suppressing arachidonate turnover in endometrium. J Med. 1995;26:163-174.
9. Dezaki K, et al. Complementary Effects of Paeoniflorin and Glycyrrhizin on Intracelluar Ca2+ Mobilization in the Nerve-Stimulated Skeletal Muscle of Mice. Jpn J Pharmacol. 1995;69:281-284.
10. Omiya Y, et al. Antinociceptive effect of shakuyakukanzoto, a Kampo medicine, in diabetic mice. J Pharmacol Sci. 2005;99:373-380.
11. 古家 仁. EBMによるペインクリニック領域の漢方の使い方. ライフ・サイエンス. 東京. 2011:7.
12. 森本充男, 外. 芍薬甘草湯. 臨床麻酔. 2005;29:1365-1367.
13. 中醫笈成. 傷寒論（宋本）. https://jicheng.tw/tcm/book/傷寒論（宋本）/index.html (2022.10.18)
14. 中醫笈成. 傳信適用方. https://jicheng.tw/tcm/book/傳信適用方/index.html (2022.10.18)
15. 中醫笈成. 類編朱氏集驗醫方. https://jicheng.tw/tcm/book/類編朱氏集驗醫方/index.html (2022.10.18)
16. 中醫笈成. 秘傳外科方. https://jicheng.tw/tcm/book/秘傳外科方/index.html (2022.10.18)
17. 小山 誠次. 古典に生きるエキス漢方方剤学. メディカルユーコン. 2014. pp. 511-512.
18. 한의학고전DB. 이석간경험방. https://mediclassics.kr/books/61 (2022.10.18)
19. 한의학고전DB. 동의보감. https://mediclassics.kr/books/8 (2022.10.18)
20. 小山 誠次. 古典に生きるエキス漢方方剤学. メディカルユーコン. 2014. pp. 513-514.
21. 熊田　卓 外. TJ-68ツムラ芍薬甘草湯の筋痙攣(肝硬変に伴うもの)に対するプラセボ対照二重盲検群間比較試験. 臨床医薬. 1999;15:499.
22. 熊田卓 外. 肝硬変に伴うこむらがえりに対する芍薬甘草湯の臨床的有用性. 和漢医薬学雑誌.

2002;19(Supplement):32.
23. 熊田卓 外. 肝硬変の「こむら返り」に対する芍薬甘草湯の効果. 日本東洋醫學雜誌. 2003;54(3):536.
24. 吉田麻美 外. 糖尿病患者における有痛性筋けいれん(こむら返り)に対する芍薬甘草湯の効果の検討. 神経治療学. 1995;12:529.
25. 三浦義孝. 糖尿病性神経障害による有痛性筋痙筆(こむらがえり)に対する芍薬甘草湯の効果. 日本東洋醫學雜誌. 1999;49(5):865.
26. Takao Y et al. Shakuyaku-kanzo-to (Shao-Yao-Gan-Cao-Tang) as treatment of painful muscle cramps in patients with lumbar spinal stenosis and its minimum effective dose. Kobe J Med Sci. 2015;61(5):E132.
27. 高雄由美子 外. 腰部脊柱管狭窄症に伴う有痛性筋痙攣（こむら返り）に対する芍薬甘草湯の効果. 痛みと漢方. 2004;14:62.
28. 橋爪圭司 外. 「こむら返り」に対する芍薬甘草湯の維持用量について. 痛みと漢方. 2008;18:35.
29. Hyodo T et al. Immediate effect of Shakuyaku-kanzo-to on muscle cramp in hemodialysis patients. Nephron Clinical Practice . 2006;104(1):c28.
30. Hinoshita F et al. Effect of orally administered shao-yao-gan-cao-tang (Shakuyaku-kanzo-to) on muscle cramps in maintenance hemodialysis patients: a preliminary study. Am J Chin Med. 2003;31(3):445.
31. 米田吉位 外. 血液透析中のこむら返りに対する芍薬甘草湯の作用機序解明の試み. 日本東洋醫學雜誌. 2003;20(Supplement):136.
32. 日ノ下文彦. 血液透析患者の筋痙攣に対する芍薬甘草湯の使用經驗. 腎と透析. 1995;39:259.
33. 室賀一宏 外. 透析患者の下肢の筋痙攣に対する芍薬甘草湯の使用経験. 日本東洋医学雑誌. 1995-1996;46(3):467.
34. 岡良成 外. 芍薬甘草湯無効の透析時こむら返りに対するヨクイニンの効果. 日本東洋医学雑誌. 2001:52(2):173.
35. 戸田佳孝. 芍薬甘草湯が変形性膝関節症患者の腓腹筋の筋硬度に与える影響. 整形外科. 2015;66:521-524.
36. Ai M et al. Objective assessment of the antispasmodic effect of shakuyaku-kanzo-to (TJ-68), a Chinese herbal medicine, on the colonic wall by direct spraying during colonoscopy. World J Gastroenterol. 2006;12(5):760.
37. 安斎圭一. 芍薬甘草湯の即効性の応用: 嵌頓痔核と胃内視鏡検査前投薬. 日本東洋医学雑誌. 2005;56(別冊):144.
38. 佐藤智丈. 胃内視鏡検査の前処理としての芍薬甘草湯の有用性. 日本東洋医学雑誌. 2003;54(別冊):S144.
39. Tomoe K et al. Study on efficacy of Shakuyakukanzoto as antiperistaltic premedication in upper gastrointestinal endoscopy during health check-ups. Official Journal of the Japan Society of Ningen Dock. 2015;30(3):588.
40. 新井 信 外. 大腸内視鏡検査における芍薬甘草湯の効果. 東京女子医科大学雑誌. 1992;62(5):123.

41. 新井　信 外. 芍薬甘草湯を用いた大腸内視鏡検査時の苦痛除去の検討. 日本東洋医学雑誌. 1994;44:385.
42. Sakai Y et al. Confirmation of the antispasmodic effect of shakuyaku-kanzo-to (TJ-68), a Chinese herbal medicine, on the duodenal wall by direct spraying during endoscopic retrograde cholangiopancreatography. J Nat Med. 2009;63:200.
43. Fujinami H et al. Direct spraying of shakuyakukanzoto onto the duodenal papilla: a novel method for preventing pancreatitis following endoscopic retrograde cholangiopancreatography. Digestion. 2015;91(1):42.
44. 永田勝太郎 外. 芍薬甘草湯による腹痛の治療. 痛みと漢方. 1992;2:30.
45. 井上雅 外. 尿管結石による疝痛発作時の芍薬甘草湯の効果. 日本東洋医学雑誌. 2011;62(3):359.
46. 吉田実. 上部尿路結石に対する体外衝撃波結石破砕術(ESWL)における芍薬甘草湯の併用効果. 日本東洋医学雑誌. 2007;58(別冊):270.
47. 鷲塚誠 外. 尿路結石に対する猪苓湯および芍薬甘草湯の排出促進効果. 泌尿器科紀要. 1983;29(1):83.
48. 遠藤剛. 裂肛による内肛門括約筋の痙攣に伴う疼痛に対する芍薬甘草湯の臨床成績. 新薬と臨床. 2000;49(7):712.
49. 安斎圭一. 芍薬甘草湯の即効性の応用: 嵌頓痔核と胃内視鏡検査前投薬. 日本東洋医学雑誌. 2005;56(別冊):144. 39. 遠藤剛. 裂肛による内括約筋の痙攣(疼痛)に対する芍薬甘草湯の効果. 日本東洋医学雑誌 2000;50(6):105.
50. 福田ゆり 外. 結紮切除術の術後疼痛に對する芍藥甘草湯術前投與による鎭痛效果の檢討. 日本大腸肛門病會誌. 2014;67:324.
51. 宮崎道彦 外. 結紮切除術・術後疼痛に対する芍薬甘草湯のNSAIDs上乗せ鎮痛効果ー無作為割付による比較検討ー. Nippon Daicho Komonbyo Gakkai Zasshi. 2012;65(6):313.
52. 浜畑幸弘 外. 肛門疾患術後における芍薬甘草湯の鎮痛効果について. 日本東洋医学雑誌. 2001;51(6):240.
53. Fujii K et al. The efficacy of Shakuyaku-Kanzo-to for peripheral nerve dysfunction in paclitaxel combination chemotherapy for epithelial ovarian carcinoma. Gan To Kagaku Ryoho. 2004;31(10):1537.
54. 藤井和之 外. 上皮性卵巣癌に対するPaclitaxel併用化学療法の末梢神経障害に対しての芍薬甘草湯の効果. 癌と化学療法. 2004;31:1537.
55. Yoshida T et al. The efficacy of prophylactic Shakuyaku-Kanzo-to for myalgia and arthralgia following carboplatin and paclitaxel combination chemotherapy for non-small cell lung cancer. Support Care Cancer. 2009;17(3):315.
56. Hasegawa K et al. The effect of L-glutamine and Shakuyaku-Kanzo-to for paclitaxel-induced myalgia/arthralgia. Gan To Kagaku Ryoho. 2002;29(4):569.
57. 田中哲二 外. 卵巣癌への塩酸イリノテカン投与に伴う更年期障害に対する芍薬甘草湯の二相性効果. The general meeting of Medical and Pharmaceutical S ciety for Wakan-yaku abstracts.

1998;15:148.
58. Ota T et al. Effects of Shakuyaku-Kanzo-to on extrapyramidal symptoms during antipsychotic treatment: a randomized, open-label study. J Clin Psychopharmacol. 2015;35(3):304.
59. 日本東洋医学会. Clinical Practice Guideline Containing kampo Products in Japan 2019. B-48 日本神経治療学会 標準的神経治療: 慢性疼痛. https://www.jsom.or.jp/medical/ebm/cpg/pdf/B48.pdf (2022.10.18)
60. 日本東洋医学会. Clinical Practice Guideline Containing kampo Products in Japan 2019. A-27 線維筋痛症診療ガイドライン 2017. https://www.jsom.or.jp/medical/ebm/cpg/pdf/A27.pdf (2022.10.18)
61. 국가한의임상정보포털. 족관절 염좌 한의표준임상진료지침. https://nikom.or.kr/nckm/module/practiceGuide/viewPDF.do?guide_idx=142 (2022.10.18)
62. 국가한의임상정보포털. 턱관절 장애 한의표준임상진료지침. https://nikom.or.kr/nckm/module/practiceGuide/viewPDF.do?guide_idx=146 (2022.10.18)
63. 日本東洋医学会. Clinical Practice Guideline Containing kampo Products in Japan 2019. B-19 日本神経治療学会 標準的神経治療: 三叉神経痛. https://www.jsom.or.jp/medical/ebm/cpg/pdf/B19.pdf (2022.10.18)
64. 日本東洋医学会. Clinical Practice Guideline Containing kampo Products in Japan 2019. C-14 筋萎縮性側索硬化症診療ガイドライン2013. https://www.jsom.or.jp/medical/ebm/cpg/pdf/C14.pdf (2022.10.18)
65. 日本東洋医学会. Clinical Practice Guideline Containing kampo Products in Japan 2019. A-32 産婦人科診療ガイドライン-婦人科外来編 2017. https://www.jsom.or.jp/medical/ebm/cpg/pdf/A32.pdf (2022.10.18)
66. 日本東洋医学会. Clinical Practice Guideline Containing kampo Products in Japan 2019. B-5 がんの補完代替療法クリニカル・エビデンス 2016 年版. https://www.jsom.or.jp/medical/ebm/cpg/pdf/B05.pdf (2022.10.18)
67. 日本東洋医学会. Clinical Practice Guideline Containing kampo Products in Japan 2019. B-15 摂食障害の診断と治療 ガイドライン 2005. https://www.jsom.or.jp/medical/ebm/cpg/pdf/B15.pdf (2022.10.18)
68. 日本東洋医学会. Clinical Practice Guideline Containing kampo Products in Japan 2019. A-8 高血圧治療ガイドライン 2014. https://www.jsom.or.jp/medical/ebm/cpg/pdf/A8.pdf (2022.10.18)
69. 日本東洋医学会. Clinical Practice Guideline Containing kampo Products in Japan 2019. B-50 高齢者の安全な薬物療法ガイドライン 2015. https://www.jsom.or.jp/medical/ebm/cpg/pdf/B50.pdf (2022.10.18)
70. 日本東洋医学会. Clinical Practice Guideline Containing kampo Products in Japan 2019. B-25 薬剤性肺障害の診断・治療の手引き 2018 [第 2 版]. https://www.jsom.or.jp/medical/ebm/cpg/pdf/B25.pdf (2022.10.18)
71. 伊藤 隆. こむら返りに対する四物湯などの漢方薬の臨床効果(芍薬甘草湯以外). 漢方と最新治療.

2016;25:103-109.
72. 田原英一, 外. 芍薬甘草湯が無効で疎経活血湯が奏功したこむら返りの４例. 日本東洋医学雑誌. 2011;62:660-663.
73. 조기호, 권승원. 경계 너머의 한방처방. 물고기숲. 2020. pp.173.
74. 牧 綾子, 外. ツムラ芍薬甘草湯エキス顆粒(医療用)の副作用発現頻度調査. 診断と治療. 2016;104:947-958.
75. 萬谷直樹, 外. 甘草の使用量と偽アルドステロン症の頻度に関する文献的調査. 日本東洋医学雑誌. 2015;66:197-202.
76. 本間直樹, 外. 芍薬甘草湯と小柴胡湯の連用が血清カリウム値に及ぼす影響. 薬学雑誌. 2006;126:973-978.
77. 元雄良治. 月刊薬事-漢方薬病棟で使う順 ザ・ベストテン！. じほう. 2018. pp. 39.

4 계지가작약탕 · 계지가작약대황탕 · 소건중탕

한방 소화관 진경제

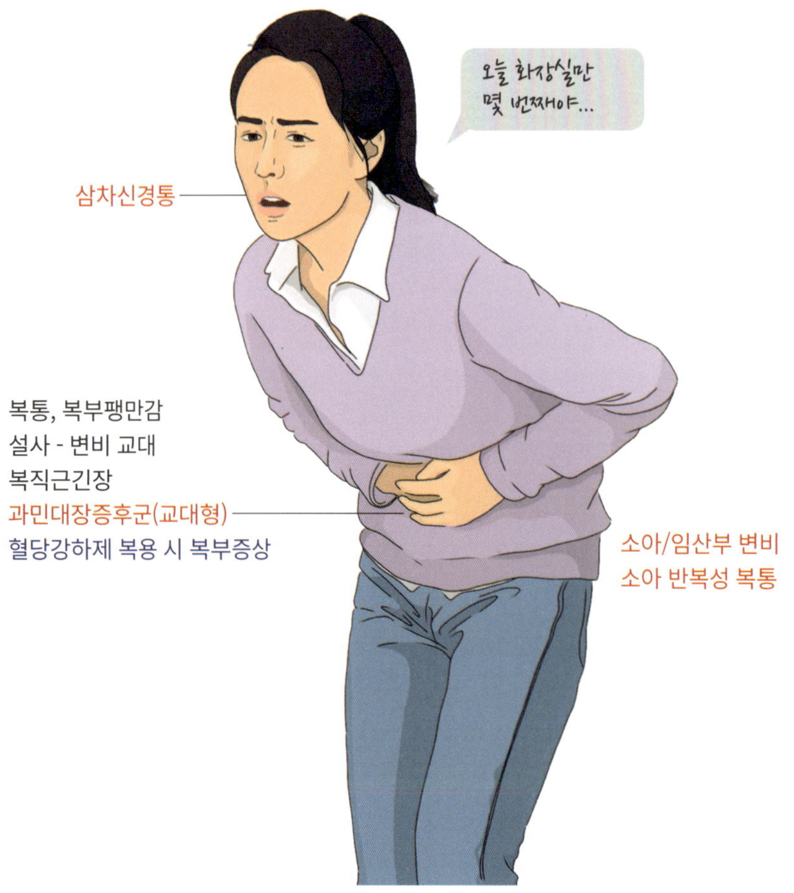

검은색 계지가작약탕증의 전형 증후
청 색 임상연구를 통해 확인된 계지가작약탕증의 증후/질환
적 색 임상진료지침에 수록된 계지가작약탕증의 증후/질환

그림 23 현대 계지가작약탕증
(佐藤 弘, 木村 容子, 漢方スクエア 編集部. 絵でわかる漢方処方. 南山堂. 2022. pp. 44. 개정인용.)

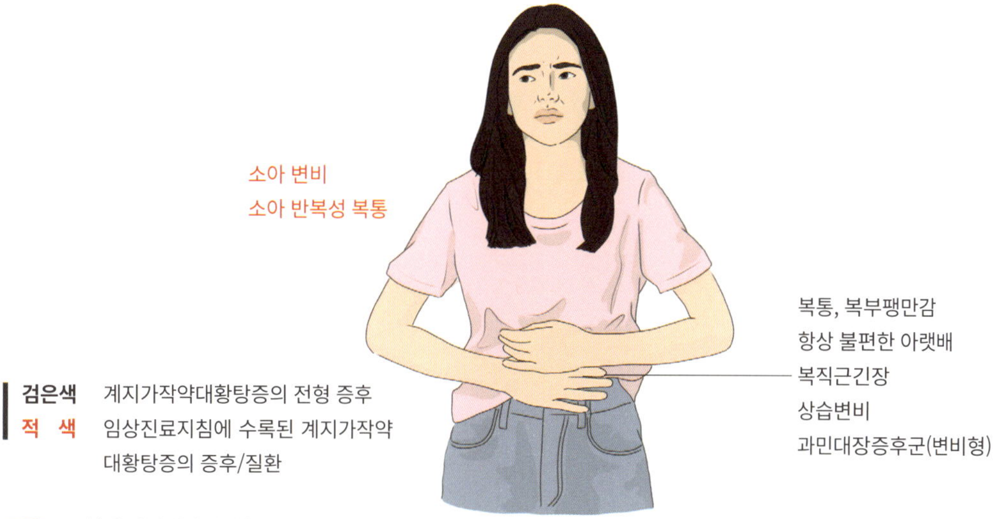

그림 24 현대 계지가작약대황탕증
(佐藤 弘, 木村 容子, 漢方スクエア 編集部. 絵でわかる漢方処方. 南山堂. 2022. pp. 42. 개정인용.)

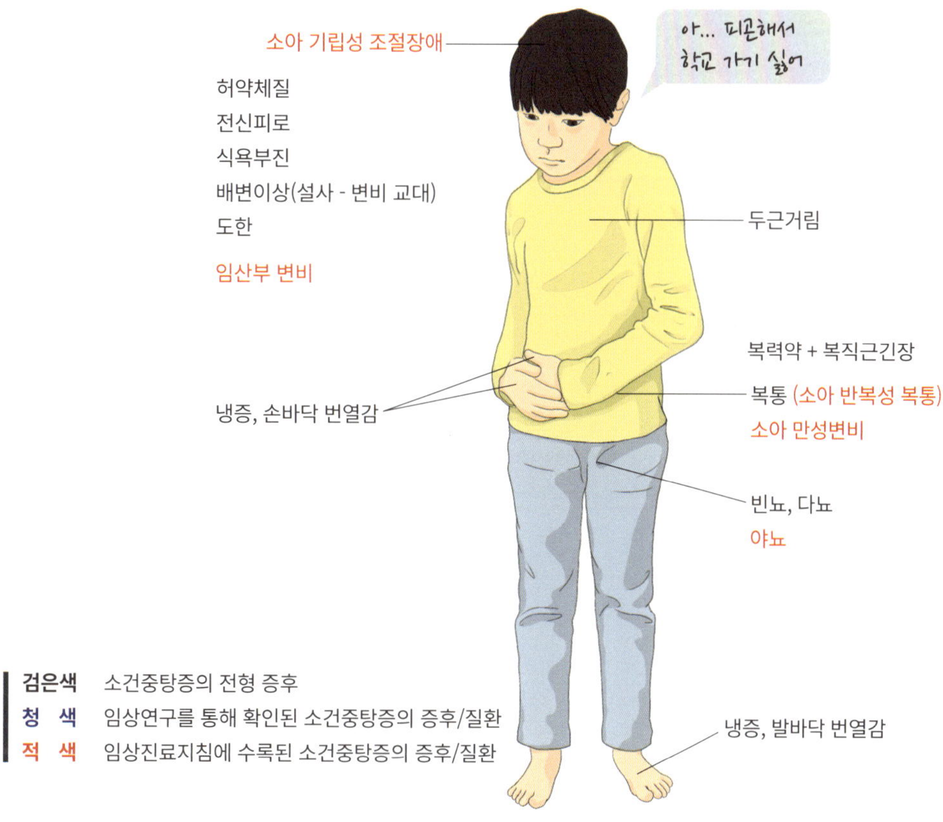

그림 25 현대 소건중탕증
(佐藤 弘, 木村 容子, 漢方スクエア 編集部. 絵でわかる漢方処方. 南山堂. 2022. pp. 116. 개정인용.)

대표 증례 **35세 남성 [마른체형]**

변비와 설사를 교대로 반복하는 소화기증상이 있어 한의원에 내원했다. 평소 소화기가 약하다고 느끼고 있다. 고등학교 시절부터 시험기간만 되면 비슷한 증상이 있었는데, 최근 직장을 옮겨 적응하느라 스트레스를 받으면서 다시 증상이 심해졌다고 한다. 요 며칠 간은 회의 도중에도 복부불편감을 느껴 잠시 화장실에 다녀오는 등 업무에도 지장이 생겼다. 복부 진찰을 해보니 복부가 전반적으로 팽팽한 긴장감을 보이고 있다. "교대형 과민성대장증후군"으로 진단하고, 평소 위장이 약하고 스트레스가 유발요인이라는 점, 복부진찰 소견을 참고하여 계지가작약탕 엑스제를 1일 3회 투약했다. 2주 뒤, 경과관찰을 위해 내원했다. 복약 5일차부터 증상이 경감되었고, 2일 전부터는 직장을 옮기기 전과 같이 복부상태가 편해졌다. 지금은 편하지만, 추후 스트레스를 받으면 다시 증상이 생길까 두렵다고 하여, 증상 재발 시 바로 사용할 수 있도록 엑스제를 지참해두기로 했다.

계지가작약탕(桂枝加芍藥湯)은 중국 한대(漢代) 『상한론(傷寒論)』에 처음 등장한 처방으로 당시에는 급성 발열성 질환에 대한 오치(誤治)의 결과 발생한 소화기증상에 활용하는 처방이었다. 이후 각종 소화기증상에 적용이 시도되었고, 최근에는 위 대표 증례와 마찬가지로 변비와 설사를 반복하는 교대형(혼합형) 과민대장증후군에 가장 먼저 활용해 볼 수 있는 처방으로 발전하였다. 지금부터 이러한 계지가작약탕과 함께, 통상 계지가작약탕 유방(類方)으로 불리는 계지가작약대황탕, 소건중탕의 활용 발전사와 CPG 속 모습을 함께 살펴보도록 하겠다.

계지가작약탕 · 계지가작약대황탕 · 소건중탕 개요

계지가작약탕은 작약, 계지, 생강, 대조, 감초로 구성된다. 『중의임상을 위한 방제학』에 따르면, 본 처방의 주치와 효능은 다음과 같다[1].

주치 이허복통(裏虛腹痛)

효능 화비지통(和脾止痛)

계지가작약탕 처방구조 분석

계지가작약탕은 계지탕에서 작약의 용량을 증량한 처방인데, 그 구조를 분석하다 보면 작약감초탕의 변방으로도 볼 수 있다. 앞서 작약감초탕이 골격근과 평활근을 가리지 않고 근경련의 병태를 완화하는 효과를 가지고 있다고 설명했는데, 계지가작약탕은 바로 이 작약감초탕을 평활근, 그것도 소화관 평활근용 처방으로 개량한 것이라 볼 수 있겠다.

계지가작약탕의 효능을 화비지통이라 하는데, 여기서 화비(和脾)란 평활근경련 및 긴장을 조정하는 것을 의미하며, '작약-감초' 조합이 핵심역할을 맡고 있다. 동시에 흔히 동계(動悸)에 자주 사용되는 것으로 알려져 있는 '계지-감초' 조합은 항불안작용을 가지고 있다. 이 작용 역시 '화비'를 간접적으로 서포트하는 역할을 한다. 또한 이 조합은 혈류개선작용으로 병태 개선과 복통조절을 돕는다. 아울러 계지의 온성(溫性)은 작약의 한량성(寒凉性)을 견제하게 된다. 마지막으로 '대조-생강' 조합은 전형적인 위장약으로서 소화관 평활근경련 및 긴장에 의해 유도된 각종 소화관증상을 개선하는데 도움을 주고 있다.

(a) 계지가작약탕

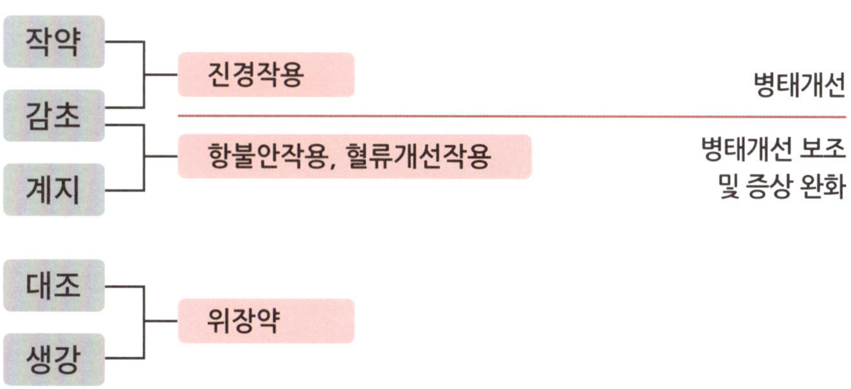

(b) 계지가작약대황탕

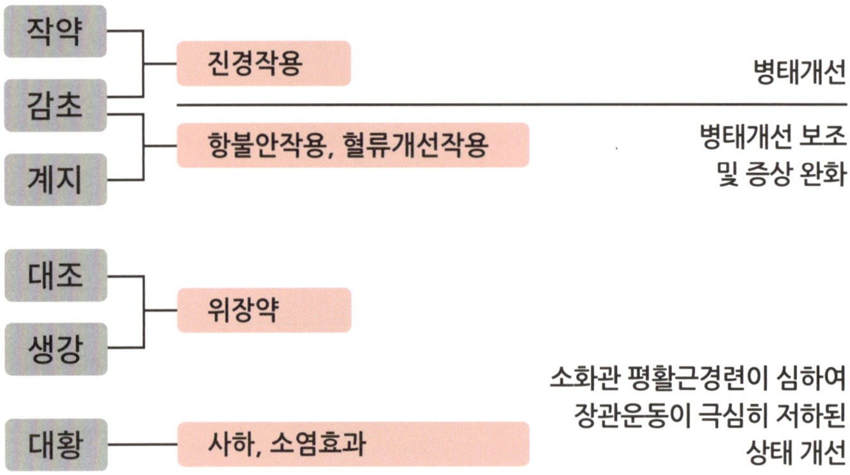

(c) 소건중탕

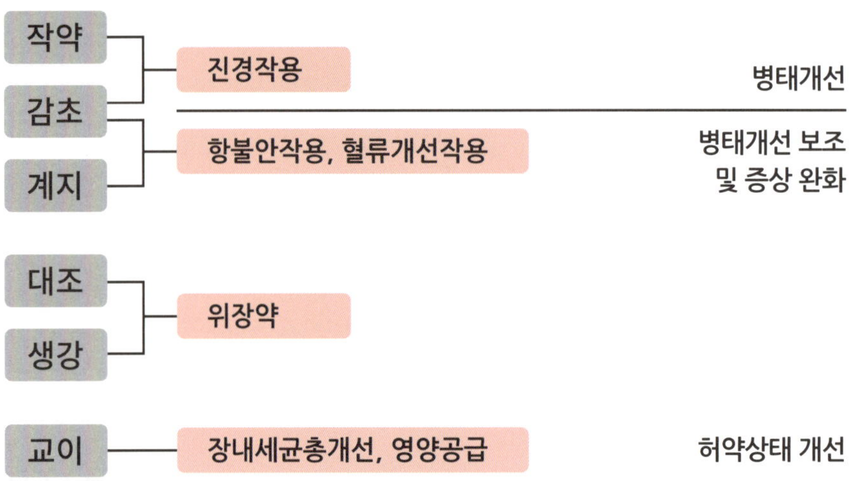

그림 26 계지가작약탕, 계지가작약대황탕, 소건중탕 처방구조의 분석
(a) 계지가작약탕 (b) 계지가작약대황탕 (c) 소건중탕
(淺羽 宏一. 漢方薬処方レクチャー. メディカ出版. 2017. pp. 185. 개정인용.)

계지가작약탕 제제약 효능효과

한국과 일본의 식약처에서는 계지가작약탕의 이러한 특성을 반영하여 표 4-1과 같이 엑스제의 적응증을 규정하고 있다[2,3].

표 12 계지가작약탕 엑스제의 적응증[2,3]

한 국	복부팽만감이 있는 다음 증상: 대변이 조금 나올 뿐 배변이 끝난 느낌이 없는 상태, 복통
일 본	복부팽만감이 있는 다음 증상: 무지근한배, 복통

계지가작약탕 주요 약리작용

계지가작약탕은 경도의 항콜린작용, 일산화질소(nitric oxide, NO) 유리촉진작용과 평활근이완작용, 장관수송능에 대한 작용, 지사작용 등을 가지고 있는 것으로 알려져 있다[4,5].

계지가작약대황탕 처방구조 분석

계지가작약대황탕은 계지가작약탕의 기본구조에 대황이 추가된 처방이다. 계지가작약탕의 적응증에서 무언가 추가 증상이 발생한 상태이다. 계지가작약탕을 적용할 소화관 평활근경련 및 긴장이상이 일으킨 증상이 극심하여 복통, 복부팽만감, 압통(거안([拒按])을 보일 경우 즉각적 증상완화를 위해 사하(瀉下)과 장관 내 소염효과를 함께 할 수 있도록 셋팅한 구조에 해당한다.

계지가작약대황탕 제제약 효능효과

한국과 일본의 식약처에서는 계지가작약대황탕의 이러한 특성을 반영하여 표 4-2와 같이 엑스제의 적응증을 규정하고 있다[3,6].

표 13 계지가작약대황탕 엑스제의 적응증[3,6]

한 국	복부팽만감, 복통이 있는 변비가 있는 다음 증상: 변비, 대변이 조금 나올 뿐 배변이 끝난 느낌이 없는 상태
일 본	체력 중등도 이하, 복부팽만감, 복통이 있고, 변비가 있는 다음 증상: 변비, 무지근한배

소건중탕은 앞서 살펴 본 계지가작약탕에 교이가 추가된 구성이다. 『중의임상을 위한 방제학』에 따르면, 본 처방의 주치와 효능은 다음과 같다[7].

주치 중초허한(中焦虛寒), 비허간승(脾虛肝乘)
효능 온중보허(溫中補虛), 화리완급(和裏緩急)

소건중탕 처방구조 분석

소건중탕은 계지가작약탕에 교이가 추가됨으로써 계지가작약탕증의 기본 병태에 야윈 체형, 쉽게 피로해지는 병태와 같이 '허약'함이 추가된 상황에 활용할 수 있게 구성되었다. 바로 허증형 계지가작약탕인 것이다. 교이의 주성분은 맥아당으로 이 맥아당이 장으로의 영양을 보급하고, 장내세균총을 정비할 수 있는 자원이 되기도 한다.

소건중탕 제제약 효능효과

한국과 일본의 식약처에서는 소건중탕의 이러한 특성을 반영하여 표 14와 같이 엑스제의 적응증을 규정하고 있다[8,9].

표 14 소건중탕 엑스제의 적응증[8,9]

한 국	체질 허약으로 피로하기 쉽고 혈색이 좋지 않으며 복통, 두근거림, 손발이 화끈거리거나 냉하고 빈뇨 또는 다뇨 등을 수반하는 증상: 소아허약체질, 피로권태, 신경질, 만성위장염, 소아야뇨증, 야제증(어린이가 밤에 울고 보채는 증상)
일 본	체력 허약, 쉽게 피로하고 복통이 있으며, 혈색이 좋지 않고 때때로 두근거림, 손발 번열감, 냉증, 도한, 빈뇨 및 다뇨 등을 동반한 다음 증상: 소아허약체질, 피로권태, 만성위장염, 복통, 신경질, 소아야뇨증

계지가작약탕, 계지가작약대황탕, 소건중탕 활용의 발전사 (표 15, 그림 23~25, 27 참조)

(중)『상한론』(200년대)
계지가작약탕, 계지가작약대황탕
오치로 인해 발생한 복부증상에 사용가능한 처방으로 등장

소건중탕
계지가작약탕 + 허약의 처방으로 등장

(일)『고방약낭』(1954)
계지가작약탕의 구체적 적응증 제시
"평상 시 변비약을 많이 복용했지만 불쾌감이 남는 사람"

(일)『동의잡록』(1900년대)
계지가작약탕을 일종의 진경제로 규정
"작약감초탕의 변방에 가깝다!"

종합	임상근거	임상진료지침
계지가작약탕 소화관 평활근경련 및 긴장이상에 대한 진경제 허증버전 ⇨ 소건중탕 실증버전 ⇨ 계지가작약대황탕	과민대장증후군 혈당강하제(알파 글루코시다제 억제제 [α-Glucosidase Inhibitor]) 부작용으로 발생한 복부증상(복부팽만감, 방귀, 복통, 복명, 설사, 연변, 변비)	과민대장증후군 (일) – 계지가작약탕, 계지가작약대황탕 소아 만성변비 (일) – 계지가작약탕, 계지가작약대황탕, 소건중탕 임산부 변비 (일) – 계지가작약탕, 소건중탕 소아 반복 복통 (일) – 계지가작약탕, 계지가작약대황탕, 소건중탕 삼차신경통 (일) - 계지가작약탕 소아 기립성 조절장애 (일) - 소건중탕 야뇨증 (일) - 소건중탕

그림27 계지가작약탕, 계지가작약대황탕, 소건중탕 활용의 연대표
(일): 일본문헌, (중): 중국문헌, (한): 한국문헌

이 세 처방은 그 구성의 유사성 때문에 계지가작약탕 유방으로 불리며, 모두 중국 한대의『상한론』과『금궤요략(金匱要略)』, 곧 **『상한잡병론(傷寒雜病論)』을 출전**으로 한다. 먼저, **계지가작약탕**에 대해 살펴보면,『상한론』 태음병편에 "태양병에 하법(下法)을 사용한 뒤, 복부팽만감이 있고, 때때로 배가 아픈 경우를 치료한다"고 하여, **오치(誤治)에 따라 발생한 복부증상에 사용할 수 있는 처방**으로 제안되었다[10]. 곧, 사하법(瀉下法)이 필요한 상황이 아닌데(태양병), 사하법을 사용하여 오히려 소화관 연동운동이 과항진되었고, 그 결과 과긴장에 따른 경련의 결과로 복부팽만 또는 복통이 일어난 경우에 사용하도록 권고된 것이다. 오치가 일어난 상황이 태양병 상태였기 때문에 남아 있을지 모르는 태양병도 함께 고려하여 계지가작약탕을 사용한 것으로 보인다.

계지가작약대황탕의 첫 등장도 동일한 조문이다. 다만, 하나 짚고 넘어갈 것이 원전인

『상한론』에서의 명칭은 '계지가대황탕'이라는 점이다. 이 명칭 때문에 본 처방이 계지탕 + 대황일지 계지가작약탕 + 대황일지에 대한 논쟁은 있으나, 일단 대부분 계지가작약탕 + 대황으로 생각하고 있다. 다시 『상한론』으로 돌아오면, 위에서 언급한 조문에 바로 이어 "(계지가작약탕을 사용해야 할 상황에서) 대실통(大實痛)"할 때, 계지가작약대황탕을 사용하는 것으로 권고했는데[10], 이는 **오치 이후 발생한 소화관 이상이 위중하여 소화관 운동 자체에 대한 효능이 추가로 필요하여 계지가작약탕에 대황의 사하작용, 소염작용을 함께 추가해둔 것**으로 보인다.

『상한론』 이후, 대부분의 서적에서는 위의 사용법을 그대로 답습하면서 관련 병리기전에 대한 다각적 해설을 수록했다. 그러던 중, 현대 일본 한방의학자들의 저술을 통해 그 적응증이 구체화되어 갔다. 아라키 쇼지는 **『고방약낭(古方藥囊), 1954년』**에서 계지가작약탕을 "**감기 등으로 배가 부르고 아픈 경우, 혹은 단지 배만 부른 경우, 냉증이 있으면서 배가 부르고 아픈 경우, 치핵통증이 심한 경우, 평소 변비가 있어 사하제를 남용한 경우**"에 사용할 수 있다고 제안했다[11]. 이 내용 중 특히, 사하제를 사용하여 배변해도 깨끗한 느낌이 들지 않아 불쾌감이 있을 때 사용할 수 있다는 내용은 '평상 시 변비약을 많이 복용했지만 불쾌감이 남는 사람'에게 적용해 볼만한 내용으로 판단된다.

이후, 또 다른 일본의 한방의학자인 야마모토 이와오(1924-2001)는 그의 저서 **『동의잡록(東醫雜錄)』**에서 계지가작약탕과 계지가작약대황탕의 『상한론』 조문에 대한 해설을 하면서 최초로 "경련성 복통"이라는 용어를 사용하여 그 처방 적응증의 병태를 명확히 했다[12]. 그러면서 작약의 효능을 진통, 진경작용으로 규정했으며, 계지가작약탕을 그 작약의 효과가 강화된 처방인 것으로 해설했다. 그는 이러한 맥락에서 **계지가작약탕을 일종의 진경제로 규정**했고, **계지탕 보다는 작약감초탕의 변방에 가깝다**는 의견을 내기도 했다. 또한, 이러한 병태인식을 바탕으로 적응증의 확대도 시도하여, 원래 한증(寒證)인 사람이 요관결석에 의한 산통발작을 보일 때 약간 한성(寒性)을 보이는 작약감초탕 보다 계지가작약탕을 활용할 수 있음을 제안하기도 했다. 최근에 일본에서 나오는 각종 한방의학서적에는 이들 계지가작약탕 유방에 대해 "경련성 복통, 경련성 변비"라는 용어를 사용하는 것을 자주 볼 수 있는데, 이러한 병태인식은 모두 이 야마모토 이와오의 의견에서 나온 것이라 봐도 무방하겠다.

이어서 소건중탕 사용의 발전사를 살펴보겠다. 소건중탕은 그 구성이 '계지가작약탕 +

교이'인 관계로 계지가작약탕 유방 중 하나로 불린다. 하지만, 비교적 근대 이전까지 소화관 이상에만 국한되어 활용되어 온 계지가작약탕과는 달리, 첫 등장부터 전신의 다양한 이상에 활용되어 왔는데, 그 키워드는 바로 "허약과 경련"이다.

앞서 언급한 것처럼 **소건중탕의 원전 역시 『상한잡병론』** 이다[10]. 『상한론』 태양병편에서는 "상한에 걸려 양맥색(陽脈嗇), 음맥현(陰脈弦)하며, 복중급통(腹中急痛)할 때" 사용하도록 권고하여, 복통에 사용했던 계지가작약탕과 그 활용범위가 크게 다르지 않아 보인다. 하지만 『금궤요략』 에서는 다른 면모를 보인다. 먼저 혈비허로병맥증병치제육(血痺虛勞病脈證幷治第六)에서 "허로하며 리급(裏急), 두근거림, 코피, 복통, 몽정, 사지통증, 수족번열, 인후 및 구강건조한 경우"에 사용할 것 권고했으며, 황달병맥증병치제십오(黃疸病脈證幷治第十五)에서도 "남성의 황달이 소변자리(小便自利)하면 허로로 보아 소건중탕을 쓸 수 있다"고 했고, 부인잡병맥증병치제이십이(婦人雜病脈證幷治第二十二)에서는 "부인 복중통(腹中痛)"에 사용할 수 있다고 했다. 종합하면, 계지가작약탕의 경련성 상태에 허약이 겸해진 경우, 그에 따른 각종 증상(두근거림, 출혈, 몽정, 통증, 번열감, 건조감, 황달, 여성의 생리통 등)에 사용할 수 있는 처방으로 제안되었던 것이다. 소건중탕은 그 시작부터 광범위한 적응증을 가져서였을까? 이후 후대에도 **"허약+경련"이라는 키워드를 유지**하며, 그 명맥을 이어왔다.

이러한 처방 활용의 발전사와 현대에 들어 이루어진 증례보고의 집적, 실험연구의 결과가 종합되어 일본에서 2010년대 초반 출간된 각종 "영역별 EBM 한방처방 사용법 시리즈"에도 계지가작약탕 유방이 등장한다. "EBM에 근거한 소화기내과 영역 한방 사용법"에서는 계지가작약탕을 변비와 설사가 교대로 나타나는 교대형 과민대장증후군의 제1선택약으로 제안했으며[13], "소아과 한방기본처방 제2판"에서는 소아 허약상태에 사용할 수 있는 처방으로 소건중탕을 수록하기에 이르렀다[14]. 최근 발표되고 있는 계지가작약탕의 주요 임상연구 결과를 요약하면 표 15와 같다.

표 15 계지가작약탕 관련 주요 임상연구결과[15-17]

과민대장증후군	- 과민대장증후군 증상 중 복통을 개선[15,16] (특히, 설사형 복통에 유효했음)
복부증상	- 혈당강하제(알파 글루코시다제 억제제 [α-Glucosidase Inhibitor]) 부작용으로 발생한 복부증상(복부팽만감, 방귀, 복통, 복명, 설사, 연변, 변비)을 개선[17]

CPG 속 계지가작약탕, 계지가작약대황탕, 소건중탕의 모습은? (표 16, 17, 그림 23~26 참조)

CPG 속 계지가작약탕, 계지가작약대황탕, 소건중탕은 어떤 모습일까? 총 8가지 CPG에 이 처방들이 등장한다. 앞서 소개했던 각 처방의 발전사를 그대로 반영하여 계지가작약탕과 계지가작약대황탕은 주로 복부팽만감, 복통, 그리고 설사 또는 변비를 동반한 소화기계 이상과 관련된 권고에 주로 등장한다. 소건중탕 역시 역사적으로 이어져 내려온 "허약"이라는 키워드가 그대로 반영되어 주로 허약성 병태와 관계된 권고문에 이름을 올리고 있다.

가장 주목할 질환은 바로 **"과민대장증후군"**이다. "(일본) 기능성 소화관질환 진료가이드라인 2014 과민대장증후군"에서는 기존의 근거를 토대로 판단했을 때, IBS 치료에 한방약을 활용해볼 것을 제안하면서, 근거가 있는 처방으로 계지가작약탕을 언급했다[18]. 보다 자세한 권고사항은 "(일본) 만성변비 진료가이드라인 2017"에 등장하는데, 여기에는 만성변비에 활용할 수 있는 다양한 한방처방을 수록하고 임상활용 시 도움이 될 만한 처방 관련 정보(사용목표, 하제로서의 타입, 해당처방의 특징)가 제공되어 있다. 이 중 오늘의 주인공인 계지가작약탕과 계지가작약대황탕도 등장하는데, 계지가작약탕은 교대형 과민대장증후군, 계지가작약대황탕은 변비형 과민대장증후군에 활용하도록 권고되어 있다[19]. 임상시험 결과에서는 계지가작약탕이 설사형 과민대장증후군의 복통에 유효했지만 (표 4-4), 권고문의 내용은 조금 다르게 수록되었다. 필자의 임상경험에 근거하여 추론해보면, CPG 수록 내용이 보다 타당해보인다. 두 처방과 관련된 자세한 내용은 표 4-6에 추가로 정리해 둔다.

각종 상황 별 **"변비"**에 대한 내용도 주목해 볼만 하다. 먼저, **소아의 만성변비** 관련 내용을 보자. "(일본) 소아 만성기능성 변비 진료가이드라인"에는 오늘의 주인공인 세 처방이 모두 등장한다[20]. 소아변비를 경련성 변비와 이완성 변비로 나누어 처방을 사용할 것을 권고하고 있는데, 다들 예상하겠지만, 작약을 함유한 이 세 처방이 **경련성 변비**에 사용할 수 있는 처방으로 제시되어 있다. 참고로 이완성 변비에는 대건중탕과 대황을 함유한 한방처방을 적용할 것을 추천하고 있다. 소아에 이어 임산부 변비와 관련된 내용도 보인다. "(일본) 임신, 수유와 약 대응 기본 매뉴얼 (개정판)"에서는 계지가작약탕과 소건중탕을 임산부 변비에 응용할 수 있다고 제안했다[21]. 덧붙여 대황, 망초, 견우자 같은 약재를 함유한 처방은 유산을 유발할 위험성이 있어 사용하기 어려움도 덧붙였다.

반복적으로 호소하는 **"복통"**을 호소하는 소아에 대한 대처 관련 내용도 보인다. "(일본) 반복되는 소아 통증의 이해와 대응 가이드라인 -소아심신의학회 가이드라인집 개정2판"에서는 반복적으로 복통, 상복통을 호소할 경우 사용할 수 있는 처방으로 3 처방이 모두 이름을 올렸다[22]. 특히 허약체질 경향의 소아가 보이는 복통에 이 3 처방을 사용할 수 있다고 한 점을 참고하면 좋겠다.

의외일 수도 있으나 **"신경질환 영역"**에서도 이 처방들이 보인다. "(일본) 일본신경치료학회 표준적신경치료: 삼차신경통"에는 **삼차신경통**에 긍정적 효과를 보인 것으로 보고된 적 있는 한방처방들이 수록되어 있다[23]. 이 중 소시호탕과 함께 계지가작약탕을 사용했던 증례가 함께 소개되어 있다. 또한, 소아의 **기립성조절장애**에도 소건중탕이 추천되어 있다. "(일본) 소아 기립성 조절장애 진단, 치료 가이드라인 -소아심신의학회 가이드라인집 개정2판"에서는 기존의 치료법이 효과를 내지 못하는 중증례에 소아 본인이나 가족이 희망할 경우 각종 보완대체요법을 활용할 수 있다고 언급하면서, 반하백출천마탕, 보중익기탕, 진무탕과 함께 소건중탕을 소개했다[24]. 중증 기립성 조절장애를 심각한 허로(虛勞)의 병태로 판단하여 제안한 내용인 것으로 생각된다.

마지막으로 **"야뇨증"**에 소건중탕이 추천되어 있다. "(일본) 야뇨증 진료가이드라인 2016"에는 야뇨의 병태(다뇨, 과민성방광, 수면장애, 스트레스)에 따른 한방처방 사용법을 제시하고 있는데, 그 중 소건중탕은 과민성방광 병태의 중간증(中間證)에 사용할 수 있는 처방으로 제안되어 있다[25]. 작약을 사용해야 할 정도로 긴장을 잘하면서도 실증으로는 볼 수 없는 경우 소건중탕을 활용하면 될 것으로 보인다.

표 16 CPG 속 계지가작약탕, 계지가작약대황탕, 소건중탕 (총 8건의 CPG)[18-25]

내용	관련 CPG
소화기내과	(과민대장증후군) 계지가작약탕 [일본] 기능성 소화관질환 진료가이드라인 2014 과민성대장증후군(IBS)[18] 계지가작약탕, 계지가작약대황탕 [일본] 만성변비 진료가이드라인 2017[19] (소아 만성변비) 계지가작약탕, 계지가작약대황탕, 소건중탕 [일본] 소아 만성기능성 변비 진료가이드라인[20] (임산부 변비) 계지가작약탕, 소건중탕 [일본] 임신, 수유와 약 대응 기본 매뉴얼 (개정판)[21] (소아 반복성 복통) 계지가작약탕, 계지가작약대황탕, 소건중탕 [일본] 반복되는 소아 통증의 이해와 대응 가이드라인 -소아심신의학회 가이드라인집 개정2판[22]
신경질환	(삼차신경통) 계지가작약탕 [일본] 일본신경치료학회 표준적신경치료: 삼차신경통[23] (소아 기립성조절장애) 소건중탕 [일본] 소아 기립성조절장애 진단, 치료 가이드라인 -소아심신의학회 가이드라인집 개정2판[24]
비뇨의학	(야뇨증) 소건중탕 [일본] 야뇨증 진료가이드라인 2016[25]

표 17 만성변비 진료가이드라인 2017 속 계지가작약탕과 계지가작약대황탕[19]

	계지가작약탕	계지가작약대황탕
사용목표	평활근 긴장에 수반한 복통을 호소하는 환자	
적응증	복통	변비
하제로서의 타입	정장작용	
특징	작약은 평활근 긴장을 완화하는 작용이 있다.	
	대황을 함유하지 않아 부드러운 정장작용을 기대할 수 있다. 복통을 동반한 교대형 과민대장증후군에 효과를 기대할 수 있다.	변비형 과민대장증후군이 의심될 경우, 복통경감과 함께 배변을 기대하며 사용할 수 있다.

임상의의 눈

지금까지 살펴 본 내용을 요약하면, 이들 계지가작약탕 유방(類方)은 중간~허증 경향, 경련성, 긴장성 병태를 보이는 소화관 이상에 주로 사용할 수 있으며, 소건중탕은 교이를 함유함으로써 소화관 뿐 아니라 전신계통에도 응용이 가능하다.

하지만, 실제 임상에서 계지가작약탕 유방을 활용하려 하면, 이 세 처방을 감별할 명확한 포인트가 없어 고민하게 되는 경우가 종종 있다. 필자는 앞서 설명했듯 계지가작약탕을 기준으로 그 허증 버전을 소건중탕, 실증 버전을 계지가작약대황탕으로 인식하여 활용하고 있다. 다만 보다 더 도움이 될 만한 타츠노 카즈오(1905-1976)가 제시한 팁(tip)을 전달한다. 그는 『일본동양의학회기요』 제1집 "상한론 금궤요략 요방해설"에서 계지가작약탕을 기준으로 나머지 두 처방과의 감별점을 제시했는데, 참고할 만하다. 그 내용을 요약하자면 다음과 같다[11].

> "계지가작약탕증의 주소는 복부팽만, 복통, 설사 등이며, 정적인 경향을 보이고, 상충(上衝) 등은 없다. … 복부에 저항이 있더라도 대개는 얕은 부위에만 있다. … 복통에 사용할 때는 소건중탕과 감별이 필요하다. 리허(裏虛)의 정도는 소건중탕이 더 심하며, 전체적으로 허로 경향을 보인다. 또한, 계지가작약탕증은 복벽 전체가 얇고 긴장되어 있으나, 소건중탕증은 주로 복직근이 긴장되어 있다. 하지만 두 처방증 모두 복벽이 연약한 경우도 있다. 계지가작약대황탕증은 더욱 실증 경향이다. 복부 저항도 심부에서 나타난다. 하지만, 압통은 계지가작약탕증과 계지가작약대황탕증 모두 나타나므로 그것 만으로는 구별이 어렵다."

또한, 최근에는 계지가작약탕이 과민대장증후군에 많이 사용되는데, 과민대장증후군 치료 시 가미소요산과 사용법을 구분을 해 두는 것도 도움이 된다. 주로 가미소요산증은 소화기 증상 외 호소증상의 폭이 넓은 편이나, 계지가작약탕은 소화기 증상에 국한된다. 또한, 가미소요산증은 변비형, 계지가작약탕은 교대형일 가능성이 높은 편이다. 마지막으로 계지가작약탕증은 가미소요산증에 비해 평소 위장기능이 약했을 가능성이 높다는 점도 참조하면 좋겠다.

마지막으로 막상 임상에서 계지가작약탕 유방을 사용하고자 할 때, 하나 아쉬운 점이 바로 온보진통(溫補鎭痛)의 효과가 비교적 약하다는 것이다. 이를 강화하기 위해서는 부자를 가미하면 된다는 의견이『유취방광의(類聚方廣義)』에 있으며, 이 처방을 '계지가작약부자탕'이라 명명했다[11]. 바로 뒤에 제시할 "계지가작약탕류 관련 처방의 계보"에 소개한 건리탕이나 승습탕이 온보진통의 효과를 증대한 처방이므로 이를 임상에서 응용하는 것도 좋은 방법이다. 임상현장에서 계지가작약탕 유방을 활용할 때 참조가 되길 바란다.

계지가작약탕류 관련 처방의 계보

계지가작약탕: 허약/만성질환자의 기체로 인한 근육이상병태(골격근, 평활근[각종 소화관, 혈관 등]의 과긴장)의 병태

(계지, 작약, 감초, 생강, 대조)

(변비 동반)

+ 대황 ➡ **계지가작약대황탕**: 소화관평활근의 경련이 심하여 장관운동이 극심히 저하된 상태

(허약자, 만성질환자 전용)

+ 교이 ➡ **소건중탕**: 야윈체형, 영양공급 강화 + 장내세균총강화 효과 증대
+ (월경 관련 문제) 당귀 ➡ **당귀건중탕**: 자궁평활근의 경련 완화 효과 증대
+ (발한과다 등) 황기 ➡ **황기건중탕**: 허약에 대한 대처 강화

(허약자, 소모성상태)

+ 숙지황, 당귀, 천궁 ➡ **쌍화탕**: 체력소모(예: 과로 등)로 발생한 계지가작약탕 병태

(냉증 소화기질환용)

+ 인삼, 건강, 백출 ➡ **건리탕**: 냉증 동반상태 ver1 (복통 등의 증대)
+ 인삼, 건강, 백출, 부자, 복령 ➡ **승습탕**: 냉증 동반상태 ver2 (+냉증, 부종 등 증대)

계지가작약탕류 치험례

과민대장증후군-계지가작약탕, 계지가작약대황탕

49세 여성. 3년 전 과민대장증후군으로 진단받았다. 평소 변비-설사가 교대로 나타나며, '중간이 없어요'라고 할 정도로 하루하루 배변상태가 다르다. 예측도 어렵다. 이런 양상은 늦가을부터 한겨울에 더욱 심하며, 뭔가 긴장이 되는 상황에 놓일 때 더욱 심해진다. 이에 계지가작약탕 엑스제를 하루 2회 복용해보도록 처방했다. 2주 후 재진 시, 변비와 설사 중 설사는 조금 편해진 것 같고, 급하게 변을 보러 화장실로 달려갈 일이 감소했다고 했다. 하지만, 변비는 해결이 어렵다고 한다. '그렇다고 변비약을 먹을 수도 없고 참 걱정이네요'라고 호소하여 변비 또는 복부팽만감이 심할 시에만 대황캡슐을 계지가작약탕과 함께 추가 복용하도록 지도했다. 계지가작약탕은 그대로 매일 복용을 유지했다. 4주 뒤, '요즘은 딱 중간을 찾아가고 있는 것 같아요'라고 이야기했다. 이 처방을 그대로 유지하며 8주 뒤, 요즘은 대변문제로 신경쓰지 않아도 되어 너무 좋다고 이야기했다.

해설: 과민대장증후군 중 본 증례와 같이 교대형 양상을 보이는 경우가 흔히 있다. 이때, 필자는 제1선택약으로 계지가작약탕과 계지가작약대황탕을 활용하고는 한다. 다만, 계지가작약대황탕은 탕전약의 형태로 항상 복용하게 하기 보다는, 이 증례에서와 같이 계지가작약탕은 평상시 복용을 유지하게 하면서, 변비 주기에만 대황을 추가로 복용할 수 있게 하고 있다. 환자들은 사하효과를 가진 약을 함께 복용하게 되면 지나친 설사를 하지 않을까 걱정하지만, 계지가작약탕은 장관 내 평활근의 과긴장을 완화하는 효과를 가지고 있으므로 그럴 우려는 하지 않아도 된다.

소아 성장통으로 추정되는 야간 하지통증-소건중탕

6세 남아. 평소 매우 건강한 편이며, 공부, 운동, 놀이에 모두 열심이다. 다만, 최근 저녁 6시 이후 양쪽 무릎 이하 하지가 아프다고 호소하는 일이 늘어 내원했다. 특히, 운동이나 놀이를 많이 하면 할 수록 그 통증이 심했으며, 통증 시에는 양 발가락끝이 차갑게 변해버리는 특징이 있다고 한다. 평소 대변은 단단한 경향이다. 피부는 거친 편이다. 이에 일단 소건중탕 탕전약을 하루 3회 복용하게 했다. 2주 뒤, 하지통증의 빈도와 강도가 격감했다. 무엇보다 예전에 비해 발가락 끝의 냉증이 거의 사라졌다고 한다. 4주분을 추가처방하여 치료 6주차까지 복용한 뒤에는 '이제 더 이상 아프지 않다'고 이야기했다. 예전보다 운동을 많이 한 날도 거뜬히 버틸 수 있게 되었다며 기뻐했다.

해설: 평소 매우 건강했으나, 성장하는 과정에 있는 소아가 과도한 신체활동한 이후 발생하는 통증, 냉증이 동반되었다는 점, 변비 경향이라는 점에서 피로로 인해 발생한 골격근 및 평활근의 과긴장과 영양부족(활발한 성장속도를 따라가지 못하는 상대적인 영양부족) 병태로 판단하여 소건중탕을 처방했던 증례이다.

참고문헌

1. 神戸中医学研究会. 中医臨床のための方剤学. 東洋学術出版社. 2018. pp.217.
2. 의약품안전나라. 크라시에 계지가작약탕 엑스세립. https://nedrug.mfds.go.kr/pbp/CCBBB01/getItemDetail?itemSeq=201501243 (2022.10.21)
3. 花輪 壽彦. 漢方処方ハンドブック. 医学書院. 2019. pp. 424.
4. Saitoh K et al. Effects of Keishi-ka-shakuyaku-to (Gui-Zhi-Jia-Shao-Yao-Tang) on Diarrhea and Small Intestinal Movement. Biol Pharm Bull. 1999;22:87.
5. 高山 真. 論より証拠の漢方処方. 日本医事新報社. 2018. pp. 40.
6. 의약품안전나라. 한신계지가작약대황탕엑스과립. https://nedrug.mfds.go.kr/pbp/CCBBB01/getItemDetail?itemSeq=200201634 (2022.10.21)
7. 神戸中医学研究会. 中医臨床のための方剤学. 東洋学術出版社. 2018. pp.214.
8. 의약품안전나라. 아이월드소건중탕엑스과립. https://nedrug.mfds.go.kr/pbp/CCBBB01/getItemDetail?itemSeq=199101786 (2022.10.21)
9. 花輪 壽彦. 漢方処方ハンドブック. 医学書院. 2019. pp. 429.
10. 中醫笈成. 傷寒雜病論（桂林古本）. https://jicheng.tw/tcm/book/傷寒雜病論（桂林古本）/index.html (2022.10.21)
11. 小山 誠次. 古典に生きるエキス漢方方剤学. メディカルユーコン. 2014. pp. 226.
12. 小山 誠次. 古典に生きるエキス漢方方剤学. メディカルユーコン. 2014. pp. 227-228.
13. 春間 賢. EBMによる消化器内科領域の漢方の使い方. ライフ・サイエンス. 2010. pp. 5.
14. 山口 英明. 小児科漢方基本処方 第2版. ライフ・サイエンス. 2012. pp. 39.
15. 石井　史 外. 過敏性腸症候群に対するTJ-10柴胡桂枝湯とTJ-60桂枝加芍薬湯の治療効果の比較ならびに潰瘍性大腸炎に対するTJ-114柴苓湯の治療効果の検討. Prog Med. 1993;13:2893.
16. 佐々木大輔, 上原聡, 樋渡信夫, ほか. 過敏性腸症候群に対する桂枝加芍薬湯の臨床効果 -多施設共同無作為割付群間比較臨床試験- . 臨床と研究 1998; 75: 1136-52.
17. 長谷部啓子, 外. アカルボースと桂枝加芍薬湯併用療法の有用性について；消化器症状の軽減効果の検討. 基礎と臨床. 1997;31:3179-3186.
18. 日本東洋医学会. Clinical Practice Guideline Containing kampo Products in Japan 2019. A-14 機能性消化管疾患診療ガイドライン 2014 過敏性腸症候群 (IBS). https://www.jsom.or.jp/medical/ebm/cpg/pdf/A14.pdf (2022.10.21)
19. 日本東洋医学会. Clinical Practice Guideline Containing kampo Products in Japan 2019. A-16 慢性便秘症診療ガイドライン 2017. https://www.jsom.or.jp/medical/ebm/cpg/pdf/A16.pdf (2022.10.21)
20. 日本東洋医学会. Clinical Practice Guideline Containing kampo Products in Japan 2019. A-17 小児慢性機能性便秘症診療ガイドライン. https://www.jsom.or.jp/medical/ebm/cpg/pdf/A17.pdf (2022.10.21)
21. 日本東洋医学会. Clinical Practice Guideline Containing kampo Products in Japan 2019. B-39

「妊娠·授乳と薬」対応基本手引き (改訂版). https://www.jsom.or.jp/medical/ebm/cpg/pdf/B39.pdf (2022.10.21)

22. 日本東洋医学会. Clinical Practice Guideline Containing kampo Products in Japan 2019. B-47 くり返す子どもの痛みの理解と対応ガイドライン -小児心身医学会ガイドライン集 改訂第 2 版. https://www.jsom.or.jp/medical/ebm/cpg/pdf/B47.pdf (2022.10.21)
23. 日本東洋医学会. Clinical Practice Guideline Containing kampo Products in Japan 2019. B-19 日本神経治療学会 標準的神経治療: 三叉神経痛. https://www.jsom.or.jp/medical/ebm/cpg/pdf/B19.pdf (2022.10.21)
24. 日本東洋医学会. Clinical Practice Guideline Containing kampo Products in Japan 2019. C-23 小児起立性調節障害診断・治療ガイドライン -小児心身医学会ガイドライン集 改訂第 2 版. https://www.jsom.or.jp/medical/ebm/cpg/pdf/C23.pdf (2022.10.21)
25. 日本東洋医学会. Clinical Practice Guideline Containing kampo Products in Japan 2019. B-16 夜尿症診療ガイドライン 2016. https://www.jsom.or.jp/medical/ebm/cpg/pdf/B16.pdf (2022.10.21)

진료실 스케치 환자 진료의 기본은 "Where are you from?"

3개월간 한방병원 병동에서 열심히 한약, 침구, 재활 그리고 양약도 열심히 복용하며 잘 회복하다, 수도권 소재 모 유명 재활병원으로 옮겨 남은 증상에 대한 재활치료를 이어가는 환자분이 계신다.

본인이 꽤나 만족하시어 주변 환자들에게도 한방치료를 권하고 계신데, 전원 간 그 모 유명 재활병원 주치의가 그랬다고 한다.

"한약은 간에 안 좋으니 먹지 마세요!"

이 이야기를 들으니 중학교 때 영어교과서에 처음 나왔던 문장이 생각난다.

"Where are you from?"

왜 처음 나오겠는가! 누구든 만나면 그 인사가 기본인 것이다. 한방병원에서 3개월간 열심히 한약 복용하던 환자에게 이게 할 말일까? 보호자도 어이가 없어 "네~네~" 했다 한다. 그러곤 다시 한약처방을 받기 위해 내 외래에 찾아왔다..

5 반하후박탕

연하장애를 동반한 고령자의 좋은 친구!

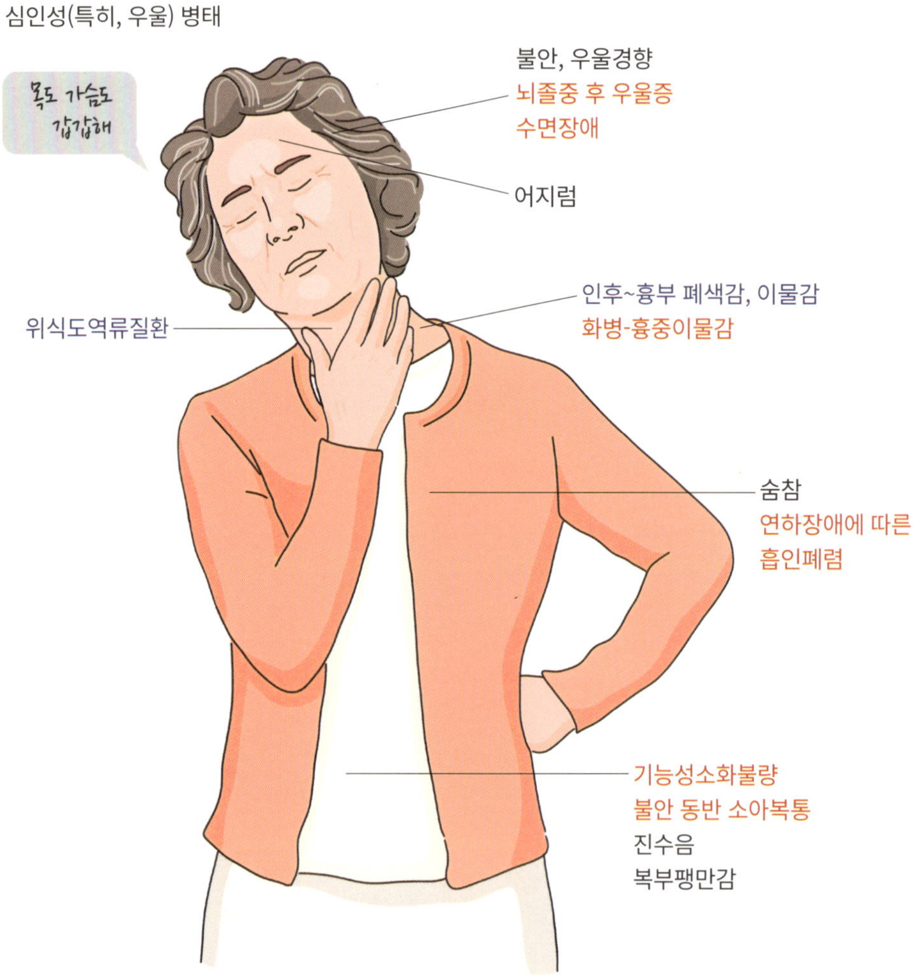

검은색 반하후박탕증의 전형 증후
청 색 임상연구를 통해 확인된 반하후박탕증의 증후/질환
적 색 임상진료지침에 수록된 반하후박탕증의 증후/질환

그림 28 현대 반하후박탕증
(佐藤 弘, 木村 容子, 漢方スクエア 編集部. 絵でわかる漢方処方. 南山堂. 2022. pp. 206. 개정인용.)

대표 증례　79세 남성

6년전 파킨슨증후군으로 진단받고 일상생활을 하던 중 1년 전부터 거동이 힘들어 요양병원에서 생활하고 있다. 6개월 전 처음 흡인폐렴 진단을 받았는데 당시에는 경구섭취가 가능했으나, 3개월 전부터는 연하보조식으로도 식사 진행이 어려워 비위관을 삽입한 상태이다.
하지만, 비위관 삽입 후에도 3차례 흡인폐렴이 발생했고, 그 때마다 상급종합병원으로 전원하여 치료를 했다. 반복되는 폐렴 발생과 좁아지는 폐렴 발생 간격에 가족들은 걱정이 많아졌고, 무엇보다 환자 자신이 우울감을 느끼게 되었다. 이에 한의치료를 위해 내원했다.
퇴행뇌질환에 동반된 연하장애, 그로 인한 흡인폐렴의 빈발을 고려하여 반하후박탕을 아침 점심 저녁 식전 30분에 비위관을 통해 투약하도록 처방했다. 큰 부작용이 없다면 지속적으로 복용하실 수 있게 하도록 지도했다.
반하후박탕을 복용하기 시작한 후 3개월이 경과했다. 비위관은 유지하고 있으나, 이후 흡인폐렴 발생은 없었다고 한다. 부작용 발생도 없다. 지속적인 흡인폐렴 예방을 위해 다시 1개월분을 처방했다. 특별한 부작용이 없을 시 지속 복용하도록 지도했다.

반하후박탕(半夏厚朴湯)은 중국 한대(漢代) 『금궤요략(金匱要略)』에 처음 등장하였으며, 소반하가복령탕에 기울(氣鬱)을 치료하는 약재인 후박과 소엽을 추가한 것으로 해설하기도 한다. 전통적으로 인후두이상감각(매핵기) 같은 심인성 신체증상에 사용되어 왔으며, 최근에는 고령자 연하장애 시 흡인폐렴 예방약으로도 활용되고 있다. 이 처방은 다양한 이명을 가지고 있는데, 다양한 문헌에서 각각 칠기탕(七氣湯), 대칠기탕(大七氣湯), 사칠탕(四七湯), 후박반하탕(厚朴半夏湯)이라 부르기도 했다. 칠기탕, 대칠기탕, 사칠탕이라는 이름은 본 처방이 사용될 수 있는 병태의 병인(病因)을 축약적으로 제시하고 있는 것이다.

반하후박탕 개요

반하후박탕은 반하, 후박, 복령, 생강, 소엽으로 구성된다. 『중의임상을 위한 방제학』에 따르면, 본 처방의 주치와 효능은 다음과 같다[1].

주치 담기울결(痰氣鬱結)
효능 행기해울(行氣解鬱), 강역화담(降逆化痰)

처방구조 분석

앞서 언급했듯 반하후박탕의 효능은 행기해울, 강역화담이다. 주치증이 담기울결이라고 했는데, 이는 '우울(울결) 상태가 원인이 되어 발생한 인후두이상감각(매핵기), 가래, 기침 등의 담기(痰氣)'에 해당한다. 곧, 담기에 해당하는 증상을 만들어 낸 기저병태는 '우울'인 것이다. 그래서 반하후박탕은 행기해울작용을 통해 기저병태인 '우울'을, 강역화담을 통해 담기 관련 증상을 치료하도록 설계되어 있다.

행기해울은 항우울작용으로 볼 수 있으며, 이는 '후박-소엽'이 담당하고 있다. 강역화담 작용은 소반하가복령탕, 곧 '반하-복령-생강' 조합이 담당하고 있다. 이런 구조적 분석을 통해 보게 되면 반하후박탕은 "소반하가복령탕 가 후박, 소엽"에 해당한다고 볼 수 있겠다.

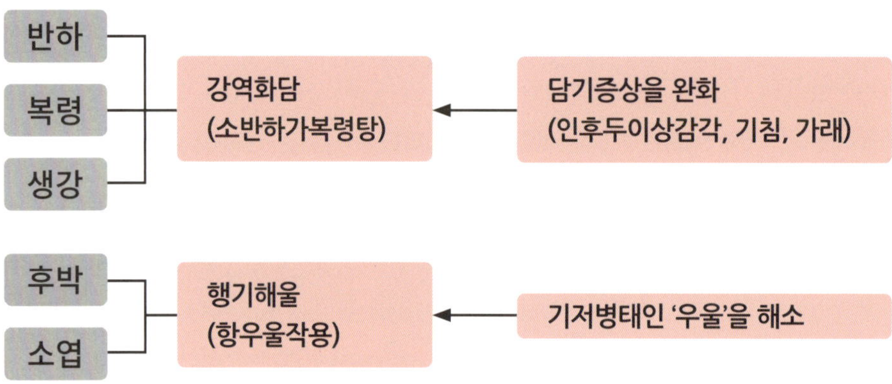

그림 29 반하후박탕 처방구조의 분석
(淺羽 宏一. 漢方薬処方レクチャー. メディカ出版. 2017. pp. 28.
神戸中医学研究会. 中医臨床のための方剤学. 東洋学術出版社. 2018. pp.362. 개정인용.)

제제약 효능효과

한국과 일본의 식약처에서는 반하후박탕의 이러한 특성을 반영하여 표 18과 같이 엑스제의 적응증을 규정하고 있다[2,3].

표 18 반하후박탕 엑스제의 적응증[2,3]

한 국	기분이 우울하고 인후, 식도부에 이물감이 있고 때로는 숨참, 어지러움, 구역 등을 동반하는 다음 증상: 불안신경증, 신경성위염, 입덧, 기침, 쉰목소리
일 본	기분이 울적하고, 인후와 식도부에 이물감이 있으며, 때때로 두근거림, 어지럼, 구역 등을 동반한 다음 상태: 불안신경증, 신경성위염, 입덧, 기침, 쉰목소리, 신경성식도협착증, 불면증

주요 약리작용

최근 반하후박탕은 연하기능이 저하된 고령자에서 흡인폐렴 예방을 목적으로 다용되고 있다. 뇌질환으로 대뇌기저핵 장애가 발생하면, 도파민 생산이 감소되어 미주신경지각지에서 인두와 후두, 기관 점막에서 방출되는 P물질(Substance P)의 감소가 발생하고, 이것이 연하반사와 기침반사를 저하시키는 것으로 알려져 있다. 반하후박탕 투약 시, 뇌내 세로토닌, 노르아드레날린, 도파민 조절효과가 나타나는 것으로 알려져 있으며, 국소 P물질의 생산을 개선하기 때문에 연하반사와 기침반사가 개선되어 흡인폐렴 발생을 예방할 수 있는 것으로 생각되고 있다[4-7]. 이 외 전통적인 반하후박탕의 임상활용("담기울결에 대한 활용")을 뒷받침할 수 있는 약리작용으로 항불안작용[8], 항우울작용[9]을 가지고 있는 것으로도 알려져 있다.

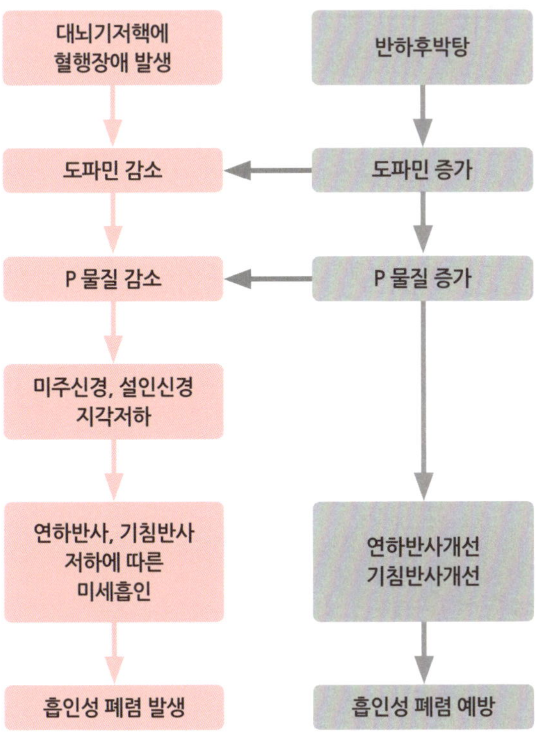

그림 30 반하후박탕의 흡인폐렴 예방효과 기전

(北島政樹. Kampo Science Visual Review 漢方の科学化. ライフ・サイエンス. 2017. pp. 103. 개정인용.)

반하후박탕 활용의 발전사 (표 19, 그림 28, 31 참조)

(중)『금궤요략』(200년대)
여성 환자의 인후두이상감각에 사용가능한 처방으로 등장

(중)『비급천금요방』(652)
보다 자세한 적응증 제시
⇨ 현대 한의사들에게 사용의 키포인트 제공

(중)『삼인방』(1174)
기저병태에 심인성 요소가 있음 지적
⇨ "대칠기탕"이라 부름

(중)『이간방』(12세기말)
적용범위 확대
"인후부이물감, 상기, 천식, 오심과 구역"

(중)『보제방』(1406)
비뇨기영역으로 적용확대
"여성 소변불통, 생식기 통증"

(일) 이와사키 그룹 (90')
흡인성폐렴 예방에 활용
"임상시험 결과에 기반"

종합	임상근거	임상진료지침
기본병태: 우울 ***(행기해울)*** 증상: 각종 부위의 막힌 느낌(담기) ***(화담강역)*** + 흡인폐렴 예방	인후두이상감각 증상완화에 유효 기능성소화불량 증상, 위장관운동 개선 위식도역류질환의 증상 개선 흡인폐렴의 예방	흡인폐렴 예방 (일) 기능성 소화불량 (일) 흉복부불쾌감, 불안장애를 동반한 소아복통 (일) 수면장애 (일) 소아 섭식장애 (일) 화병-흉중이물감 (한) 뇌졸중 후 우울증 (한)

그림31 반하후박탕 활용의 연대표
(일): 일본문헌, (중): 중국문헌, (한): 한국문헌

반하후박탕의 **첫 모습은 『금궤요략』**에서 볼 수 있다. 당시, "여성 환자가 목구멍 속에 고깃덩어리가 있는 것 같은 느낌을 이야기할 때, 반하후박탕을 사용한다"라는 유명하면서도 아주 짧은 구절만 제시했다[10]. **보다 자세한 적응증**은 중국 당대(唐代)의 **『비급천금요방(備急千金要方), 652년』**에 등장했다[11]. '흉만(胸滿)하고 심하견(心下堅)하며, 목 속에 뭔가 불쾌한 느낌의 고깃덩어리가 부착된듯하나, 뱉으려 해도 뱉어지지 않고, 삼키려해도 삼킬 수 없는 증상이 있을 때 사용할 수 있다'라 하였는데, 이 문장의 적응증은 지금도 여러 임상 한의사들에게 반하후박탕 사용의 키 포인트로 여겨지고 있다.

이후 역대의서는 철저히 이 『금궤요략』과 『비급천금요방』의 적응증에 병기기전과 추가적인 적응증을 설명해가는 방식으로 반하후박탕을 기록했다. 지금까지 살펴 본 반하후박탕의 적응증은 예로부터 "히스테리구"라 불리던 "인후두이상감각"이라는 용어로 축약할 수 있는데, 이 용어는 인후부 이물감이라는 증상의 기저에 심인성(心因性)이 깔려있

음을 시사하고 있다. 이러한 연유에서인지, 현재의 한의사들은 반하후박탕을 활용할 때, 무엇보다도 **증상의 기저에 심인성 요소가 있는지 생각하게 되는데, 이러한 관점을 최초로 제시**한 서적이 바로 중국 송대(宋代) 진언(陳言)이 저술한 **『삼인극일병증방론(三因極一病證方論), 1174년』**이다. 여기서는 반하후박탕을 **대칠기탕**이라 불렀고, 인간의 다양한 감정에 의해 발생한 스트레스, 곧 칠기(七氣, 희노우사비공경[喜怒憂思悲恐驚])로 장기(藏氣) 평형에 이상이 생겨 흉복부 창만감과 함께 인후부 이물감이 생긴 경우, 반하후박탕을 사용할 수 있다고 언급했다[12]. 이후, 12세기말경 중국의 왕석(王碩)이 편찬한 **『이간방(易簡方)』**에서도 비록 **사칠탕**이라는 또 다른 이름이었지만, 칠기(七氣)로 인해 발생한 **인후부 이물감, 상기감, 천식, 오심과 구역 등에 이 처방을 사용할 수 있다고 언급**하여, 심인성 병인을 제시함과 동시에 호흡기, 소화기 증상으로 확대된 적응증을 제안했다[13]. 여기서 등장한 사칠탕이라는 처방명은 소엽, 후박, 복령, 반하 총 4가지 약재로 칠정기결(七情氣結)을 치료한다는 의미인데, 이 해설은 중국 명대(明代) 이천(李梴)의 저술인 『의학입문(醫學入門), 1575년』에 처음 등장했다[14]. 그런데 반하후박탕은 총 5가지 약재인데, 왜 4가지 약재라고 했을까? 사칠탕이라는 명칭을 처음 기록한 『이간방』은 생강을 탕전법에 기록해두었다. 이런 이유로 반하후박탕과 동일한 구성을 갖추었음에도 4가지 약재로 구성된 처방으로 인식했던 것이다. 이 외 다양한 서적들이 반하후박탕이라는 이름 외 사칠탕이나 대칠기탕이라는 이름으로 유사한 적응증을 제시해왔다.

하지만 같은 명대의 주숙(朱橚)이 저술한**『보제방(普濟方), 1406년』**은 조금 다른 사용방법을 제시했다. **여성의 소변불통과 그에 동반한 생식기 통증을 치료할 수 있는 처방**으로 사칠탕을 언급한 것이다[15]. 『보제방』 사칠탕의 특징은 기존 사칠탕 구성에 감초, 향부자, 호박을 추가하여 사용한 것이다. 이 기록에 대한 구체적인 설명은 없지만, 사칠탕이라는 이름의 처방으로 생식기 통증에 사용한 점을 미루어 보았을 때, 정신적 원인이 기저에 있는 것으로 추정되는 여성의 원인불명 생식기 통증에 반하후박탕 가감방의 사용을 제안한 것으로 생각된다. 이렇듯 역대 서적들을 살펴보았을 때, 반하후박탕은 심인성 요소를 갖춘 인후부 이물감 뿐 아니라 소화기계, 호흡기계, 비뇨기계, 아니 심인성 요소를 갖춘 다양한 신체증상에 모두 활용해 볼 수 있는 처방으로 볼 수 있겠다. 이러한 관점에서 일부 현대의 임상가들은 반하후박탕을 "한방 신경안정제"라 부르기도 한다.

하지만 이것이 반하후박탕 발전의 끝은 아니었다. 1990년대말~2000년대초에 들어 반하후박탕의 적용영역에 큰 지각변동이 생긴다. 일본 도호쿠대학의 이와사키 그룹이 진행한 몇몇 무작위대조 임상시험을 통해 "고령자의 연하반사, 기침반사 개선을 통한 흡인폐렴 예방"이라는 완전히 다른 활용영역을 구축하기에 이른 것이다. 최근 발표되고 있는 반하후박탕의 주요 임상연구 결과를 요약하면 표 19와 같다.

표 19 반하후박탕 관련 주요 임상연구결과[4-7,16-22]

인후두이상감각 (매핵기)	- 기질적 이상이 없는 인후두이상감각의 증상완화에 유효[16-18]
기능성 소화불량	- 위배출지연 현상, 장관 가스량 및 증상(복통, 소화불량, 변비) 개선[19,20]
위식도역류질환	- 기침, 가래, 인후두이상감각, 가벼운 호흡곤란을 개선[21]
흡인폐렴 예방	- 흡인폐렴 기왕력을 가진 고령자, 뇌혈관질환, 파킨슨병에서 연하반사, 기침반사, 기침역치를 개선[4-6] - 흡인폐렴 기왕력을 가진 고령자에서 12개월간 투약한 결과, 폐렴발생을 유의하게 경감, 자력경구섭취 유지에도 유효, 1년간 항생제 사용량 경감[7] - 심혈관외과 수술을 받은 환자의 흡인폐렴 발생을 예방[22]

CPG 속 반하후박탕의 모습은? (표 20, 그림 28, 31 참조)

CPG 속 반하후박탕은 어떤 모습일까? 총 11가지 CPG에 반하후박탕이 등장하는데, 크게 임상시험 결과를 반영한 내용과 전통적인 적응증에 준하여 우울이라는 심인성 요소를 내재한 각종 신체증상에 활용할 것으로 권고된 내용으로 크게 나누어진다.

구체적인 내용을 살펴보겠다. 가장 핫한 분야는 바로 **"고령자 뇌신경질환 환자의 연하반사, 기침반사 개선을 통한 흡인성폐렴 예방"**이다. 이는 1990년 후반부터 2000년대 초반 들어 진행된 반하후박탕 관련 무작위대조시험 결과를 반영한 것이다. "(일본) 호흡기질환치료용의약품의 적정사용을 목적으로 한 가이드라인", "(일본) 일본신경치료학회 표준적신경치료: 신경질환에 동반된 연하장애", "(일본) 고령자 안전한 약물요법 가이드라인 2015", "(일본) 치매진료가이드라인 2017"에서는 뇌혈관질환, 파킨슨병에 동반된 연하장애 시, 반하후박탕을 투약하면 연하반사가 개선되며, 기침반사가 개선되고, 그 결과 흡인폐렴 발생률이 억제되었던 임상시험 결과를 인용하여 각종 뇌신경질환 환자에서 연하장애가 있을 시 흡인폐렴 예방을 목적으로 반하후박탕을 사용해 볼 것을 권고했다[23-26].

이 외의 내용은 모두 전통적 반하후박탕의 적응증을 반영한 것이다. 먼저, **심인성 요소를 갖춘 소화기증상**에 사용할 수 있음을 제안한 CPG를 살펴보자. "(일본) 기능성소화불량질환진료가이드라인 2014-기능성소화불량"에서는 소화기 기질적 질환은 배제된 **기능성소화불량** 치료 시, 증(證)을 고려하여 한방약을 투약할 것을 제안했는데, 여기서 육군자탕과 함께 사용할 수 있는 한방약으로 제시된 것이 바로 반하후박탕이었다[27]. 일본소아심신의학회가 발간한 "(일본) 반복되는 소아통증의 이해와 대응가이드라인"은 소아의 원인을 알 수 없는 다양한 통증에 대한 치료제안을 수록했는데, 반하후박탕은 **'흉부불쾌감을 동반한 상복부통', '불안장애를 동반한 복통'**에 사용할 수 있는 처방으로 그 이름을 실었다[28].

정신과영역의 CPG에도 반하후박탕이 등장한다. 먼저, **수면장애**이다. "(일본) 수면장애 대응과 치료가이드라인 제2판"에서는 "민간요법, 한방, 건강기능식품으로 수면제를 대체할 수 있는가?"라는 임상질문의 답으로 불면증에 보험적용이 되는 한약을 제안하면서 (일본 내 보험적용, 물론 한국에서도 반하후박탕은 보험적용 엑스제 중 하나이다) 반하후박탕을 수록해두었다[29]. 반하후박탕과 함께 사용할 수 있는 한약으로 고려된 처방은 대시호탕, 시호계지건강탕, 억간산, 귀비탕, 산조인탕, 온경탕이었다. 다음은 **소아 섭식장애**로, "(일본) 소아과의를 위한 섭식장애진료가이드라인"에서는 활용할 수 있는 처방으로 억간산, 육군자탕, 대건중탕과 함께 반하후박탕이 이름을 올렸다[30]. 정신과영역의 화룡점정은 바로 **화병**이다. 화병은 우울, 불안, 분노의 부정정서 중 분노로 인해 발생한 정신장애로, 한국의 전통적인 질병 개념인데, 이 질환에도 반하후박탕 사용이 권고되어 있다. "(한국) 화병 한의표준임상진료지침"에서는 화병 환자의 증상호전을 위해 한약치료를 고려해야 한다고 언급하면서 변증별 추천처방과 증상별 추천처방을 제안했는데, 반하후박탕과 그 가미방인 가미사칠탕은 **흉중이물감(매핵기)**이라는 증상별 추천처방 중 하나로 추천되었다[31]. 흉중이물감에는 반하후박탕 외에도 소자강기탕, 상하분소도기탕, 분심기음가미, 정전가미이진탕이 함께 이름을 올렸다.

뇌졸중 후 우울에 관한 권고도 있다. "(한국) 중풍 한의표준임상진료지침"에서는 뇌졸중 환자의 우울증 개선을 위해 한약의 단독 투여를 고려할 수 있으며, 양약과의 병행 투여는 고려해야 한다고 제안했는데, 이 때 우울증 개선을 위해 사용할 수 있는 처방으로 추천된 처방 중 하나가 반하후박탕이다[32]. 참고로 반하후박탕 외에 보양환오탕, 소요산, 귀비탕, 가미귀비탕, 보중익기탕, 분심기음, 가미소요산, 황련해독탕, 온청음, 삼황사심탕, 온담탕, 가미온담탕, 육군자탕, 향사육군자탕, 천왕보심단 등이 함께 추천되어 각 상황별 병증진단(변증)에 맞춘 처방활용도 중요함이 강조되었다.

마지막으로 **피부과** 관련 CPG에도 등장하는데, "(일본) 일본피부과학회 원형탈모증진료가이드라인 2017년판"에 반하후박탕 관련 기술이 있다. 아무래도 원형탈모증 자체가 심인성 요소를 매우 강하게 가지고 있는 질환이기 때문에 반하후박탕을 언급한 것으로 보인다. 하지만, 이 CPG에서는 증례집적연구 수준에 머물러 있다는 이유로 보다 강력한 근거를 갖추기 전까지 반하후박탕 사용을 제안하지 않겠다고 언급했다[33].

표 20 CPG 속 반하후박탕(총 11건의 CPG)

내용	관련 CPG
연하장애, 흡인폐렴	(흡인폐렴 예방) [일본] 호흡기질환치료용의약품의 적정사용을 목적으로 한 가이드라인[23] [일본] 일본신경치료학회 표준적신경치료: 신경질환에 동반된 연하장애[24] [일본] 고령자 안전한 약물요법 가이드라인 2015[25] [일본] 치매진료가이드라인 2017[26]
소화기내과 영역	(기능성소화불량) [일본] 기능성소화불량질환진료가이드라인 2014-기능성소화불량[27] (흉복부불쾌감, 불안장애를 동반한 소아복통) [일본] 반복되는 소아통증의 이해와 대응가이드라인[28]
정신의학 영역	(수면장애) [일본] 수면장애 대응과 치료가이드라인 제2판[29] (소아 섭식장애) [일본] 소아과의를 위한 섭식장애진료가이드라인[30] (화병-흉중이물감) [한국] 화병 한의표준임상진료지침[31]

신경질환영역	(뇌졸중 후 우울증) [한국] 중풍 한의표준임상진료지침[32]
피부과영역	(원형탈모) [일본] 일본피부과학회 원형탈모증진료가이드라인 2017년판[33] (비고: 2017년 당시 근거축적이 부족한 상태로 판단되어 사용을 권고하지는 않음)

임상의의 눈

이 내용을 어떻게 임상에 적용할까? 먼저 연하장애를 동반한 고령자 진료 시, 유용한 처방임을 기억하자. 전통적인 처방 사용방식은 아니나 일종의 병명투여로 사용한다. 데이터가 뒷받침하듯 반하후박탕은 연하장애 환자의 흡인폐렴 예방에 매우 유용하다. 특히, 국내에서도 보험적용이 되는 56종 엑스제 중 하나이기 때문에 장기 요양 중인 고령환자에게도 경제적 부담되지 않는 선에서 적용이 가능하다는 장점도 있다. 다만, 이 효과는 반하후박탕을 사용하고 있는 시기에만 유효함을 꼭 기억하자. 이 임상시험 데이터를 직접 생산한 이와사키 코우 선생의 의견에 따르면, 직접 임상에서 경험해보았을 때, 반하후박탕의 흡인성폐렴 예방효과는 오로지 복용 시에만 유지될 뿐 중단 시 2주 안에 다시 그 예방효과가 감소된다고 한다[34].

다만, 흡인폐렴 예방을 목적으로 한다고 하여 '반하후박탕' 올마이티는 아니다. 크게 흡인폐렴이 발생하는 과정에는 다음과 같은 3가지 병태가 있으므로 각 병태에 맞는 처방을 사용하는 것이 가장 효율적이다[35]. 첫째, 식사 중 흡인된 음식물에 세균이 혼입되어 그대로 폐렴이 발생한 경우, 둘째, 인후두부에 위치한 세균을 함유한 분비물이 식사 이외의 상황에서 미세흡인(silent aspiration 또는 microaspiration)되어 발생하는 폐렴, 셋째, 식사 후 바로 누운 자세를 유지하게 되는 와상상태나 경관영양 시 위나 장의 내용물이 역류하고, 그것을 흡인하여 폐렴이 발생하는 경우이이다. 이 중 반하후박탕은 첫 번째와 두 번째 병태에 적합한 처방이다. 세 번째 병태에는 육군자탕이나 대건중탕을 활용하여 위와 장에서의 역류를 방지하는 것이 보다 효과적이다. 육군자탕과 대건중탕 사용의 감별 포인트는 음식물 역류의 병소이다. 육군자탕은 위 내용물 역류에, 대건중탕은 장 내용물 역류에 활용할 수 있으므로, 식사 후 2시간 정도 후 구토, 구역이 잦았다면 육군자탕을, 8시간 정도 지난 후 증상이 발생했다면 대건중탕을 활용해 볼 수 있겠다.

또한, 반하후박탕의 폭넓은 활용을 위해서는 '담기'로 포괄되는 증상의 범위를 보다 넓게 볼 필요가 있다. 앞서 반하후박탕은 심인성 요소를 갖춘 인후부 이물감 뿐 아니라 소화기계, 호흡기계, 비뇨기계, 아니 심인성 요소를 갖춘 다양한 신체증상에 모두 활용해 볼 수 있는 처방이라고 했다. 필자는 이 '담기'가 관강으로 구성된 신체부위 어디든 발생할 수 있는 것으로 해석해서 임상에서 적용하고 있는데, 꽤 의의가 있다. 예를 들면 귀-이폐색감, 복강-복부팽만감으로 적용을 해도 모두 유효한 효과를 볼 수 있다.

대신 이 처방 사용을 고려할 때는 "심인성", "신체화증상" 이 두 단어가 기저에 있어야만 한다는 점을 기억하자. 예로부터 반하후박탕이 가장 많이 사용되어 온 분야가 바로 이 분야이다. 반하후박탕증에 해당하는 심인성 환자들은 소위 '메모증'이라는 증상을 보이고는 한다[36]. 표정이나 태도에 불안감 또는 긴장감이 엿보이며, 신경질적인 인상을 보이고, 매우 꼼꼼하게 자신의 증상을 메모해 오기도 한다. 진찰실에서는 크지 않은 목소리로 줄줄 자신의 증상과 관련된 이야기를 이어가고, 자신의 의자를 앞으로 당겨 앉아 의료진에 최대한 가까이에 앉는 모습도 보인다. 이 모습을 묘사하자면 그림 32와 같은 모습이다.

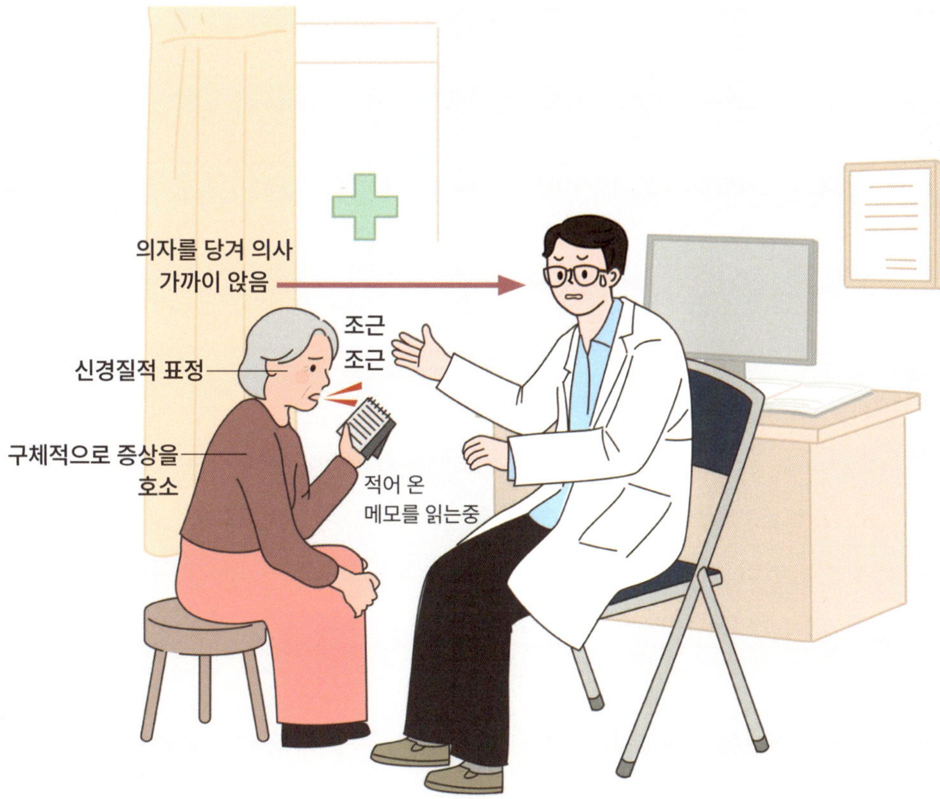

그림 32 메모증
(吉永 亮, 樫尾 明彦. Gノート　本当はもっと効く！もっと使える！メジャー漢方薬. 羊土社. 2017. pp. 87. 개정인용.)

예기불안을 보이는 경우도 적지 않다. 주변사람들에게서 "(시작도 안했는데) 왜 벌써부터 그러느냐?"라는 말을 자주 듣는다. 또한 호소하는 증상이 다양한 경향을 보이는데, 이렇게 다양한 호소를 보이는 대표처방증을 꼽자면 가미소요산이 있다. 다만, 가미소요산증의 사람들은 주로 외향적(남탓) 경향을 보이는 반면, 반하후박탕증을 보이는 경우는 내향적(본인탓) 경향을 보이는 경우가 많다. 또한 가미소요산증에는 특유의 상열이 있다. 반하후박탕증은 그렇지 않다. 다만 덧붙여, 심한 피부건조 경향을 보이거나, 현저한 음허(陰虛)로 판단되는 환자에게는 반하후박탕을 사용해도 큰 효과를 보지 못함을 임상에서 실감하고 있다. 음허는 보이지 않는 "심인성 신체화 증상"을 보이는 환자라면, 한 번쯤 사용을 고려해 보도록 하자. 특별히 체력을 고려해서 사용할 필요는 없는 처방으로 판단하고 있다.

반하후박탕 관련 처방의 계보

반하후박탕: 담기울결(우울상태가 원인이 되어 발생한 인후두이상감각, 가래, 기침, 소화관 등의 담기[痰氣])의 병태

(반하, 복령, 생강, 후박, 소엽)

(소화기, 호흡기계 거담작용의 강화)

+ 인삼, 백출, 감초 [사군자탕] ➡ **향사육군자탕**: 소화기연약 + 소화관평활근 경련의 완화 (소화기허약자의 통치방)

– 후박, 소엽 ➡ **소반하가복령탕**: 소화기, 호흡기계 거담작용의 강화(거담작용에 집중)

– 후박, 소엽 + 진피 ➡ **이진탕**: **소화기, 호흡기계 거담작용을 갖춘 기본처방**

(항우울작용의 강화)

+ 시호제(예: 소시호탕) ➡ **시박탕**: 대담한(bold) 성격의 스트레스, 그 스트레스로 인한 신체증상

+ 향소산 ➡ **향사평위산류**: 소심한(timid) 성격의 스트레스, 그 스트레스로 인한 신체증상

반하후박탕 치험례

위식도역류질환에 동반된 인후불편감

75세 여성. 인부불편감을 호소하며 내원했다. 현재 복용 중인 약제수가 17가지이며, 내과, 정형외과, 신경외과, 정신건강의학과, 안과, 피부과를 다니고 있다. 3개월 전부터 인후불편감이 있어 이비인후과에서도 진료를 받았으나, 특별한 이상소견은 없다는 이야기를 들었다. 1개월 전 건강검진 시 시행한 위내시경 검사 상 위식도역류질환 소견이 있었고, 이에 대해 프로톤펌프억제제가 처방되어 복용 중이다. 하지만, 인후불편감에는 변화가 없다. 이에 반하후박탕 엑스제를 하루 2회 복용하도록 처방했다. 2주 뒤 재진 시, 뭔가 목에 걸려 있는 덩어리 크기가 작아진 것 같다고 했다. 어느 정도 효과가 나타나는 것으로 판단하여 4주간 복용을 지속했다. 그 후 인후불편감이 이전의 1/3 정도 수준으로 느껴진다고 했다. 다만, 복용을 중단하면 다시 인후불편감이 심해져 계속 복용하길 희망했다.

해설: 인후불편감을 과거에는 '히스테리구'라 칭했었다. 어느 정도 신경증적 경향이 있다고 생각해 온 것이 반영된 용어이다. 하지만, 최근에는 위식도역류질환이나 인후두역류질환에 의해 인후불편감이 발생하는 것으로 여겨지고 있다. 이러한 맥락에서 프로톤펌프억제제가 흔히 처방되고 있으나, 본 증례처럼 효과가 나지 않는 경우가 많다. 이러한 조건 속에서 가장 적합한 처방이 반하후박탕이다. 프로톤펌프억제제를 복용했을 때, 딱히 반응이 없었다면, 반하후박탕 만 단독으로 사용해도 좋다. 반면, 어느 정도 효과를 내고 있지만, 효과가 충분치 않은 상황이라면 초기에는 병용요법으로 진행하다가 점진적으로 반하후박탕 단독으로 활용하는 것이 바람직하다.

스트레스에 기반한 것으로 추정되는 설명할 수 없는 증상

63세 남성. 왠지 최근 몸 상태가 좋지 않다며 상담을 요청해왔다(부모님 진료차 항상 함께 내원하던 보호자이다). 4개월 전 회사에서 승진하여 이사직을 맡게 됐다. 원래 뭔가 일을 이뤄내는데 만족감을 느끼는 성격이라 신체정신적으로 항상 무리를 한다고는 한다. 마른체형이며, 안색은 노란편이며 다크써클이 있는 편이다. 요즘 몸이 불편하다며 주머니에서 메모를 꺼내 자신의 증상을 읽어갔다. 내용을 들어보니 최근 들어 초조함과 함께 불면, 어깨결림, 가슴갑갑함, 속쓰림 등의 증상이 있었다. 이와 함께 가장 걱정하던 것은 매번 혈압을 측정할 때마다 160mmHg가 넘게 측정된다는 것이다. 반하후박탕 엑스제를 1일 2회 복용하도록 처방했다. 몸 상태가 좋지 않을 때는 1일 1~2회 정도는 추가로 복용하도록 지도했다. 4주 후 부모님 진료 시 함께 내원했다. 반하후박탕 1주 복용 후, 초조함이 감소하기 시작하며 불면이 사라졌고, 현재는 어깨결림이나 가슴갑갑함도 편해졌다고 한다. 당분간 약 복용을 지속하길 희망하여 4주분을 추가 처방했다.

해설: 승진 이후 스트레스, 그리고 앞서 소개했던 메모증까지 관찰되었던 증례이다. 반하후박탕은 우울에도 활용이 가능하다고 하지만, 본 증례와 같이 스트레스로 인한 "신체화증상"에 아무래도 초점이 더욱 맞추어진 처방이 아닐까한다. 애초에 처방이 창제될 당시에도 신체화증상 중 하나로 여겨졌던 '인후두이상감각'을 주요 목표로 삼았었기 때문에 이는 어찌보면 당연한 것일 수 있겠다.

다발성 뇌경색으로 인한 거짓연수마비

57세 여성. 1년에 걸쳐 2차례 발생한 뇌경색 이후 발생한 구음장애, 연하장애, 감정조절이상을 호소하며 내원했다. 3개월째 재활치료 및 침치료는 진행해 왔으나, 전혀 호전이 없는 상황이었다. 연하장애 위주의 연수마비증상을 개선할 목적으로 반하후박탕 엑스제를 1일 2회 복용하도록 처방했다. 2개월간 치료를 지속한 결과, 사레횟수와 기침강도가 1개월 이후부터 호전되기 시작하였고, 2개월 차에는 치료 시작 전의 40% 이하 수준으로 경감되었다.

해설: 통상 뇌졸중 발병 후 3개월 이내가 가장 회복속도가 빠른 시기로 여겨진다. 이 증례는 마지막 뇌졸중 발병 후 3개월 간 재활치료 및 침치료를 지속했지만, 호전이 없었다. 하지만, 반하후박탕 투약 후 2개월에 걸쳐 치료 시작 전의 40% 이하 수준까지 호전이 가능했다. 그 점에 증례의 의의가 있다 할 수 있겠다.

(출처: 김수빈, 김경묵, 서원주, 문상관, 정우상, 권승원, 조기호. 다발성 뇌경색으로 인한 거짓연수마비 환자의 연하장애 및 어삽에 유효하였던 한방 치료 1례 - 반하후박탕을 중심으로. 대한한방내과학회지. 2018;39(2):139-146.)

참고문헌

1. 神戸中医学研究会. 中医臨床のための方剤学. 東洋学術出版社. 2018. pp.362.
2. 의약품안전나라. 크라시에반하후박탕엑스세립. https://nedrug.mfds.go.kr/pbp/CCBBB01/getItemDetail?itemSeq=201501617 (2022.10.22)
3. 花輪 壽彦. 漢方処方ハンドブック. 医学書院. 2019. pp. 435.
4. Iwasaki K et al. The traditional Chinese medicine banxia houpo tang improves swallowing reflex. Phytomedicine. 1999;6(2):103.
5. Iwasaki K et al. The effects of the traditional chinese medicine, "Banxia Houpo Tang (Hange-Koboku To)" on the swallowing reflex in Parkinson's disease. Phytomedicine. 2000;7(4):259.
6. Iwasaki K et al. A traditional Chinese herbal medicine, banxia houp tang, improves cough reflex of patients with aspiration pneumonia. J Am Geriatr Soc. 2002;50:1751.
7. Iwasaki K et al. A pilot study of banxia houpu tang, a traditional Chinese medicine, for reducing pneumonia risk in older adults with dementia. J Am Geriatr Soc. 2007;55:2035.
8. Gamo Y et al. An anxiolytic-like effect of kososan is different from the effect of hangekobokuto on two anxiety models in mice. J Trad Med. 2009;26:11.
9. Luo L et al. Antidepressant effects of Banxia Houpu decoction, a traditional Chinese medicinal empirical formula. J Ethnopharmacol. 2000;73(1-2):277.
10. 中醫笈成. 傷寒雜病論（桂林古本）. https://jicheng.tw/tcm/book/傷寒雜病論（桂林古本）/index.html (2022.10.22)
11. 中醫笈成. 備急千金要方. https://jicheng.tw/tcm/book/備急千金要方/index.html (2022.10.22)
12. 中醫笈成. 三因極一病證方論. https://jicheng.tw/tcm/book/三因極一病證方論/index.html (2022.10.22)
13. 小山 誠次. 古典に生きるエキス漢方方剤学. メディカルユーコン. 2014. pp. 952-953.
14. 中醫笈成. 醫學入門. https://jicheng.tw/tcm/book/醫學入門/index.html (2022.10.22)
15. 中醫笈成. 普濟方. https://jicheng.tw/tcm/book/普濟方/index.html (2022.10.22)
16. 藤井一省 外. 咽喉頭異常感症に対する「半夏厚朴湯」の臨床効果. 耳鼻臨床. 1987;80:987.
17. 山際幹和. 自律神経失調が示唆される咽喉頭異常感疾患者に対する漢方製剤の効果. 日本東洋医学雑誌. 1996;46:765.
18. 藤井一省 外. 咽喉頭異常感症に対する「半夏厚朴湯」の臨床効果. 耳鼻臨床. 1987;80:987.
19. Oikawa T et al. Prokinetic effect of a Kampo medicine, Hange-koboku-to (Banxia-houpo-tang), on patients with functional dyspepsia. Phytomedicine, 2005;12:730.
20. Oikawa T et al. Hangekobokuto (Banxia-houpo-tang), a Kampo Medicine that Treats Functional Dyspepsia. Evid Based Complement Alternat Med. 2009;6:375.
21. 加藤士郎 外. 胃食道逆流症に伴う呼吸器症状に対する半夏厚朴湯の有効性. 漢方と最新治療. 2005;14:333
22. Kawago K, et al. A Double-Blind Randomized Controlled Trial to Determine the Preventive

Effect of Hangekobokuto on Aspiration Pneumonia in Patients Undergoing Cardiovascular Surgery. Ann Thorac Cardiovasc Surg. 2019;25:318-325.

23. 日本東洋医学会. Clinical Practice Guideline Containing kampo Products in Japan 2019. B-28 呼吸器疾患治療用医薬品の適正使用を目的としたガイドライン: 漢方薬治療における医薬品の適正な使用法ガイドライン https://www.jsom.or.jp/medical/ebm/cpg/pdf/B28.pdf (2022.10.22)
24. 日本東洋医学会. Clinical Practice Guideline Containing kampo Products in Japan 2019. B-42 日本神経治療学会 標準的神経治療: 神経疾患に伴う嚥下障害 https://www.jsom.or.jp/medical/ebm/cpg/pdf/B42.pdf (2022.10.22)
25. 日本東洋医学会. Clinical Practice Guideline Containing kampo Products in Japan 2019. B-50 高齢者の安全な薬物療法ガイドライン 2015 https://www.jsom.or.jp/medical/ebm/cpg/pdf/B50.pdf (2022.10.22)
26. 日本東洋医学会. Clinical Practice Guideline Containing kampo Products in Japan 2019. A-1 認知症疾患診療ガイドライン 2017. https://www.jsom.or.jp/medical/ebm/cpg/pdf/A01.pdf (2022.10.22)
27. 日本東洋医学会. Clinical Practice Guideline Containing kampo Products in Japan 2019. A-13 機能性消化管疾患診療ガイドライン 2014 機能性ディスペプシア (FD). https://www.jsom.or.jp/medical/ebm/cpg/pdf/A13.pdf (2022.10.22)
28. 日本東洋医学会. Clinical Practice Guideline Containing kampo Products in Japan 2019. B-47 くり返す子どもの痛みの理解と対応ガイドライン https://www.jsom.or.jp/medical/ebm/cpg/pdf/B47.pdf (2022.10.22)
29. 日本東洋医学会. Clinical Practice Guideline Containing kampo Products in Japan 2019. C-17 睡眠障害の対応と治療ガイドライン 第 2 版 https://www.jsom.or.jp/medical/ebm/cpg/pdf/C17.pdf (2022.10.22)
30. 日本東洋医学会. Clinical Practice Guideline Containing kampo Products in Japan 2019. C-13 小児科医のための摂食障害診療ガイドライン https://www.jsom.or.jp/medical/ebm/cpg/pdf/C13.pdf (2022.10.22)
31. 국가한의임상정보포털. 화병 한의표준임상진료지침. https://nikom.or.kr/nckm/module/practiceGuide/viewPDF.do?guide_idx=147 (2022.10.22)
32. 국가한의임상정보포털. 중풍 한의표준임상진료지침. https://nikom.or.kr/nckm/module/practiceGuide/viewPDF.do?guide_idx=159 (2022.10.22)
33. 日本東洋医学会. Clinical Practice Guideline Containing kampo Products in Japan 2019. A-23 日本皮膚科学会円形脱毛症診療ガイドライン 2017 版. https://www.jsom.or.jp/medical/ebm/cpg/pdf/A23.pdf (2022.10.22)
34. 이와사키 코우, 타카야마 신 지음. 권승원 역. 고령자 한방진료. 청홍. 2018. pp. 88
35. 加藤 士郎. 高齢者プライマリケア漢方薬ガイド. 中山書店. 2016. pp. 38.
36. 吉永 亮, 樫尾 明彦. Gノート 本当はもっと効く！もっと使える！メジャー漢方薬. 羊土社. 2017. pp. 86-87.

색인

ㄱ, ㄲ

ㄴ

ㄷ, ㄸ

ㅁ

ㅂ

ㅅ, ㅆ

사군자탕 59, 60, 64, 76, 89, 100, 107, 137, 180
사림 129, 130
사물탕 135
사습탕 137
사인 65, 76
사지부전마비 78
사지통증 155
사칠탕 169, 173
산사 76
산조인 65

ㅇ

ㅈ

ㅊ

ㅋ

ㅌ

ㅍ

ㅎ